HYSTERIE
HYGIENE

Impressum:
ISBN: 978-3-902900-34-0
2013 echomedia buchverlag ges.m.b.h.
Media Quarter Marx 3.2
A-1030 Wien, Maria-Jacobi-Gasse 1
Alle Rechte vorbehalten

Produktion: Ilse Helmreich
Produktionsassistenz: Brigitte Lang
Layout: Elisabeth Waidhofer
Lektorat: Roswitha Singer-Valentin
Coverfoto: dolgachov/Syda Productions
Zitat-Hintergrund: abzee/iStockphoto
Herstellungsort: Wien

Besuchen Sie uns im Internet:
www.echomedia-buch.at

HYSTERIE
HYGIENE

MANFRED F. BERGER

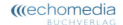
echomedia
BUCHVERLAG

Für Margit!

Für die Leichtigkeit, mit der sie durchs Leben geht –
nicht nur in hygienischen Fragen

INHALT

Aus Gründen der einfacheren Lesbarkeit wird auf die geschlechtsspezifische Differenzierung verzichtet. Entsprechende Begriffe gelten grundsätzlich für beide Geschlechter.

WOZU BRAUCHEN WIR HYGIENE ÜBERHAUPT?

„Wird´s besser?
Wird´s schlimmer?
Fragt man alljährlich.
Seien wir ehrlich:
Leben ist immer lebens-
gefährlich!"
(Erich Kästner)

E in Buch über Hygiene? Ist das nicht heutzutage bereits eine gelebte Praxis, dass alles „hygienisch behandelt, produziert etc." wird? Wir leben doch in den entwickelten Ländern unglaublich hygienisch! Oder?

Aber was bedeutet denn eigentlich „hygienisch"? Dass ich meine Wohnung, meinen Schreibtisch laufend flächendesinfiziere, den Schnuller sofort auskoche, wenn er nur den Boden der Wohnung berührt, in der U-Bahn mich nicht mehr anhalte, man weiß ja nie ...!?

Und wenn man dann „Hygiene", wie heute üblich, „googelt", bekommt man über hundert Millionen Hits. Auch ein klarer Hinweis, dass dieses Thema so uninteressant nicht sein kann.

Oder wussten Sie, dass es in Dresden ein „Deutsches Hygiene-Museum" seit dem Beginn des 20. Jahrhunderts gibt?

Dieses geht auf den Odol-Fabrikanten Karl-August Lingner zurück, der die 1. Internationale Hygiene-Ausstellung 1911 in Dresden angeregt hatte. Ihm ging es primär um die Demokratisierung des Gesundheitswesens zu Beginn des letzten Jahrhunderts.

Heute beschäftigt sich dort eine Dauerausstellung in komprimierter Form mit Sinneswahrnehmung, Ernährung, Sexualität und Aids sowie der Anatomie und den Funktionen des menschlichen Körpers. Siehe: www.dhmd.de

Man kann Hygiene natürlich auch medizinisch definieren, wie der Hygieniker Arno Sorger formuliert:

„Hygiene sind vorbeugende Maßnahmen für die Gesunderhaltung einzelner Menschen und ganzer Gruppen. Zur Hygiene gehören auch Maßnahmen, die Menschen widerstandsfähig gegen die Entstehung körperlicher, geistiger und seelischer Krankheiten machen."

Also doch nicht nur medizinisch? Hygiene in einem kompletten Kontext mit unserem Leben?

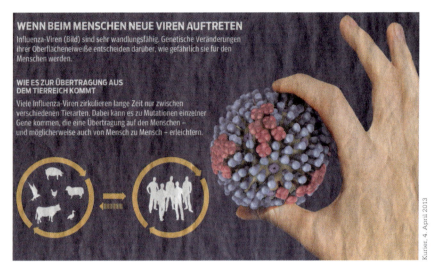

Kurier, 4. April 2013

WENN BEIM MENSCHEN NEUE VIREN AUFTRETEN

Influenza-Viren (Bild) sind sehr wandlungsfähig. Genetische Veränderungen ihrer Oberflächeneiweiße entscheiden darüber, wie gefährlich sie für den Menschen werden.

WIE ES ZUR ÜBERTRAGUNG AUS DEM TIERREICH KOMMT

Viele Influenza-Viren zirkulieren lange Zeit nur zwischen verschiedenen Tierarten. Dabei kann es zu Mutationen einzelner Gene kommen, die eine Übertragung auf den Menschen – und möglicherweise auch von Mensch zu Mensch – erleichtern.

Mediziner und Hygieniker sehen weiterhin eine große Gefahr, die von jenen Viren ausgehen kann, bei denen es zu einer Übertragung aus dem Tierreich kommt!

Was ist nun „Hygiene" wirklich und wie wichtig ist sie für unser Leben?

Wir wollten nachlesen und haben uns die vorhandenen Bücher zu diesem Thema organisiert. Und da sind wir rasch ausgestiegen, denn diese sind in der Regel „Handbücher für medizinisches Personal" und auch in diesem Fachjargon geschrieben. Wieder eine Nullnummer. Das hat uns nicht weitergebracht, mit unserer einfachen Frage: „Was heißt hygienisch, wie lebt man hygienisch?"!

Und dann sind da die vielen Artikel in der Presse, die uns eigentlich laufend verunsichern:

Wie ist das nun wirklich mit der „Vogelgrippe"? Ist das nur ein asiatisches Phänomen, das nach Europa aber vielleicht doch durch den einen oder anderen Immigranten mitgebracht werden kann? Aber wie der Name „Vogelgrippe" schon sagt, das im Grunde doch nicht ansteckend ist. Oder? Und ist das nun eine „Epidemie", eine „Pandemie" oder eine „Endemie?" Nachdem uns die Presse ständig mit diesen Ausdrücken konfrontiert, eine kleine Begriffsklärung (in Anlehnung an F. Sitzmann, Hygiene kompakt) vorweg:

➤ Von einer „Epidemie" spricht man dann, wenn diese sowohl örtlich als auch zeitlich „begrenzt" ist – z. B. ein Grippeausbruch in Norditalien.

➤ Und von einer „Pandemie", wenn diese „örtlich unbegrenzt" ist, d. h. sich eine Epidemie regional ausweitet, bis diese schließlich auf mehreren Kontinenten zu finden ist. Das sind „Infektionen", vor denen die Experten die meiste Angst haben, weil solche Entwicklungen aus ihrer Sicht möglich sind und – wenn sie einmal einträten – sehr schwer einzudämmen wären.

➤ Von einer „Endemie" spricht man dann, wenn das Auftreten von bestimmten Erregern „örtlich begrenzt" ist, diese aber „zeitlich immer wieder auftreten", wie bspw. Malaria in den Tropen.

Dann habe ich viele Gespräche mit Kollegen, Freunden, Bekannten geführt. Da erkennt man sehr rasch, dass es hier völlig unterschiedliche Verhaltensweisen und unterschiedliches Wissen gibt.

Die einen, die hier eine völlig überzogene Panikmache der Industrie, der Produzenten von Desinfektions- oder Hygieneprodukten orten, bzw. jene, die dahinter eine Verschwörung der pharmazeutischen Industrie vermuten, um immer mehr und immer neuere Produkte auf den Markt bringen zu können. Und dann die anderen, die diese Frage einfach „ausblenden", weil es zu viele und zu heterogene Informationen gibt.

Das berühmte „vernünftige Mittelmaß", eine „qualifizierte Meinung durch sachliche Information mit einem Schuss Hausverstand" – diese Haltung haben wir leider nicht bzw. kaum vorgefunden und wenn ja, dann interessanterweise bei Ärzten, die aber klarerweise berufsbedingt einen vernünftigeren Zugang zu diesem Thema haben sollten.

Also zurück zum Start. Wie kommen wir zu einer „umfassenden und qualifizierten" Information, wie wir Hygiene in unser tägliches

Leben, in die Erziehung unserer Kinder, in unser Berufs- und Privatleben, unsere Urlaubsreisen in nahe und fernere Destinationen integrieren können? Und das alles, ohne Medizin studiert zu haben! Genau das ist das Anliegen dieses Buches.

Der erste Schritt ist klar: Man beginnt, Experten in diesem Bereich zu befragen, dann werden es immer mehr Experten, man weitet das Feld über die Hygiene, Mikrobiologie, Medizin hinaus aus und man befragt Experten im Bereich der Lebensmittelproduktion – und man erkennt, dass das Thema eigentlich in nahezu jeden Bereich des menschlichen Lebens hineinspielt, wir aber für viele „komplizierte Fragen" keine „einfachen Antworten" bekommen. Und noch etwas Erfreuliches durfte ich feststellen: Keiner der Experten hat für sich in Anspruch genommen, bereits den Stein der Weisen in diesem Bereich gefunden zu haben, bzw. gab es auch durchaus die eine oder andere kritische Stimme: wie die beiden Professoren Kneifel und Domig von der Universität für Bodenkultur in Wien zu den Antibiotikaresistenzen in der Lebensmittelproduktion oder der bekannte Wiener Chirurg Harald Rosen zu jenen hygienischen Maßnahmen, die man im Spitalsbereich rasch umsetzen sollte, um die Patienten zu entlasten.

In einem zweiten Schritt weitet man das Thema noch mehr aus und bespricht „Hygiene" mit Hoteldirektoren, Lieferanten von hochwertiger Mietwäsche, die uns sehr offen die Risiken und Möglichkeiten aufgezeigt haben, und schlussendlich mit Marktforschern. Speziell die Marktforschung zeigt uns auf, wie das Thema verstanden wird, und man lernt auch unsere Ängste verstehen, die bspw. die bekannte Motivforscherin und Semiotik-Expertin Helene Karmasin als Urängste „vor dem Fremden, dem Äußeren" sehr eindrucksvoll beschreibt und uns damit erklärt, warum diese Ängste so tief in unserem Denken verwurzelt sind.

Und die Breite dieser Gespräche, das war der Schlüssel zu diesem Buch. Das war die Chance, dieses komplexe Thema der Hygiene „einfach" aufzubereiten.

12

Ich werde Ihnen nach meinen vielen Gesprächen, Recherchen am Ende klare, einfache und praktikable Antworten geben, die Sie in Ihrem täglichen Leben integrieren und die Sie einfach umsetzen können, denn wir haben uns speziell in den letzten 100, 150 Jahren dramatisch weiterentwickelt, was die Berücksichtigung der Hygiene in allen Bereichen unseres Lebens betrifft.

Ich warne Sie aber auch vor jenen kleinen und größeren Gefahren, die z.B. in einer kunstvoll gefalteten Stoffserviette lauern können, denn erfreulicherweise hat sich in der professionellen Reinigung der Tischwäsche in der Top-Gastronomie ein Standard etabliert, der uns ein Gourmet-Dinner nicht mehr verdirbt.

Aber lassen Sie uns einmal kurz zurückblicken. Was haben wir denn aus der Geschichte gelernt?

Es ist historisch gar nicht so lange her, da kippten wir den Inhalt der Nachttöpfe einfach aus dem Fenster. In Egon Friedells „Kulturgeschichte des Altertums" musste man „hölzerne Überschuhe tragen, um überhaupt eine Straße überqueren zu können"! Reiten war nicht nur die feinere, sondern auch die einzig mögliche und halbwegs saubere Form, die Straßen des Mittelalters zu benützen, und auch da war nicht immer sicher, dass das Pferd nicht in einer größeren Grube strauchelt und den Reiter abwirft. Eine Sänfte war nicht nur das Zeichen eines entsprechenden Standes, sondern die einzige Möglichkeit, ohne gröbere Probleme auf kurzen Strecken zu reisen.

„In früheren Zeiten war Hygiene ‚überlebensnotwendig': Eine Infektion bedeutete damals oft den Tod oder lebenslanges Siechtum."

A. Sorger

So erließ der Rat der Stadt Frankfurt 1401 eine Verordnung über die Beseitigung von Abwässern und Fäkalien wie folgt:

13

> „Der Rat hat beschlossen, dass jedermann zu Frankfurt, er sei Geistlicher oder nicht, sein Wasser und den Inhalt seiner Kannen abführen soll, ohne Schaden anderer Leute und Nachbarn, ohne jede Gefahr; wer dem zuwiderhandelt, den will der Rat dafür bestrafen ..."
>
> *Christian Rohr, Ein schmutziges Mittelalter? Hygienische Probleme in mittelalterlichen Städten und Burgen, 2008, S. 7 (interdisziplinäre Ringvorlesung), zitiert nach Stephan Schmal: Von der Antike bis zur Gegenwart*

Die Frage ist allerdings berechtigt, ob sich diese Situation in unserem persönlichen Verhalten im 21. Jhdt. gegenüber der Situation aus dem 15. Jhdt. wirklich verändert hat.

Zitat von Günther Mavec, Kreateur der Premium-Schokolade Wilder Kaiser: „Ich brauche in meinem Café in Kössen, Tirol auf dem Herren-WC nur die Hälfte der Handtücher wie auf dem Damen-WC, obwohl das Verhältnis meiner Gäste Damen zu Herren ziemlich ausgewogen ist! Warum wohl?"

Hygiene dürfte daher offensichtlich eine stärkere weibliche Komponente aufweisen. Wobei man in einer europäischen Studie feststellte, dass sich rund 90 Prozent der Deutschen und Österreicher die Hände waschen, wenn sie das WC verlassen, in Frankreich dieser Wert aber bspw. nur bei rund 70 Prozent liegt. La Grande Nation mit Nachholbedarf in Sachen Hygiene?

Natürlich wissen wir heute, dass die Lebenserwartung wesentlich von Ernährung, Bewegung und medizinischer Versorgung abhängt. Und was diese Betrachtung besonders spannend macht, sind die neuesten medizinischen Erkenntnisse:

„Das Erbgut ist viel weniger statisch, als
wir lange Zeit dachten. Das verstehen wir
erst seit der Entschlüsselung des Genoms.
Wir haben in den letzten Jahren ein neues
Verständnis der Evolution gewonnen."

*ZEIT Online, 6. März 2013, Stefan Klein im Gespräch mit dem Pharmakologen
und Molekularmediziner Detlev Ganten*

Was aber dabei komplett untergeht, ist die Bedeutung der Hygiene
in diesem Kontext.

Während die Ernährung selbst zwar ein komplexes Spielfeld
darstellt und wir in den entwickelten Ländern leider ein Überge-
wicht feststellen, Diäten diskutieren und mittlerweile die skurrile
Situation vorfinden, dass in den USA stark übergewichtige Personen an einer Unterversorgung an Vitaminen und wichtigen Spuren-
elementen leiden: der Folge einer einseitigen Fast-Food-Ernährung,
gibt es eine solche qualifizierte Diskussion zum komplexen Thema
„Hygiene" nicht. Also Ernährung wurde und wird laufend selbst in
Massenmedien diskutiert und unser Bewusstsein für eine ausgewogene Form geschärft – wo bleibt da die Hygiene?

Auch in der medizinischen Versorgung ist unser Wissen in den
letzten ein, zwei Jahrzehnten deutlich angewachsen und wir wissen heute um eine perfekte Vorsorge, eine rasche Erstversorgung
im Akutfall sowie um die Vorteile einer kompletten Nachbetreuung.

Schlussendlich steigt das Bewusstsein für eine regelmäßige Bewegung, einen Ausgleichssport für unsere größtenteils sitzende Bevölkerung ebenfalls laufend an. Und es werden immer größere Teile
unserer Gesellschaft durch Schulsport, Stadt-, Night-Runs etc. dazu
mobilisiert.

Die Hygiene geht in diesem Diskurs eigentlich völlig unter, obwohl sie aber sämtliche Bereiche unseres Lebens und Zusammenlebens betrifft.

Ob es sich um die Produktion von Lebensmitteln, um öffentliche Einrichtungen wie Schulen, Universitäten, Betriebe, unsere Haushalte oder unsere persönliche Körperhygiene handelt, ob wir uns mit gutem Gefühl in ein (fremdes) Hotelbett legen, immer wieder taucht der Begriff „Hygiene" auf, ohne dass wir dieser Dimension aber die Bedeutung bzw. auch Wertschätzung entgegenbringen, die sie für alle Prozesse unseres Lebens und Zusammenlebens hat.

Was die Dimension der Hygiene in unserer Gesellschaft besonders spannend macht, ist die Art der Definition, die keineswegs nur „rationale Dimensionen" aufweist, wie ich in diesem Buch aufzeigen werde, sondern es geht auch immer um das Überschreiten von Grenzen.

Dazu Helene Karmasin vom Institut für Motivforschung: „Dabei ist offensichtlich, dass es nicht nur um die rationale Definition von Hygiene und Sauberkeit, von Schädlichkeit und Nützlichkeit geht, sondern dass sich damit immer auch moralische und soziale Bewertungen verknüpfen. Schon das Wort ‚rein' bedeutet ja sauber, aber auch moralisch rein.

Unsere Gesellschaft ist davon überzeugt, dass dem Körper Gefahren drohen, wenn fremde Substanzen bzw. Elemente in ihn eindringen und im Inneren Zerstörungen anrichten. Darunter fallen im einfachsten Fall Schnupfen und Grippe, aber auch Allergien, Aids, Vogelgrippe sowie Krankheiten, die wir überwunden haben: Typhus, Cholera, TBC, Pest.

Es gibt zahlreiche dieser fremden Substanzen: Bakterien, Viren, Bazillen, Mikroorganismen, Antikörper, Pollen etc. Gemeinsam ist ihnen, dass sie als winzige Teile gedacht werden, als unsichtbar, dass sie durch geeignete apparative Verfahren aber sichtbar gemacht werden können und dass sie ‚fremd' sind, von außen, aus einer gefährlichen, räumlich oder personal gedachten, Außenwelt/ Fremde kommen!"

Das „Fremde", das „von außen Kommende" als ein gefährlicher Feind, wobei Helene Karmasin auch pointiert darauf hinweist:

„Als Träger dieser Substanzen werden besonders gekennzeichnete Menschen oder Tiere
bzw. Umwelten gesehen, d.h. der Prozess der
Übertragung erfolgt in der Regel nach dem
Modell der Ansteckung. Dieser Vorgang stellt
immer das Überschreiten einer Grenze dar:
der Körpergrenze, die den Körper als strikt
geschlossen gegen seine Umwelt abhebt, dann
auch einer Grenze im geopolitischen Sinn:
als Grenze eines Gemeinwesens oder National-
staats."

H. Karmasin, Institut für Motivforschung, Wien

Wenn man sich diese uralten Muster ansieht, nach denen wir noch
heute ticken, die wir in unserer Evolution nicht einfach abstreifen
können, dann wird uns auch bewusst, dass es sich bei Hygiene um
einen Begriff handelt, den der größere Teil unserer Gesellschaft
einfach ignoriert und ein (kleiner) Rest wahrscheinlich zu bewusst
wahrnimmt, sein Verhalten zu extrem, „zu hygienisch, zu desinfizierend" ausrichtet.

Wenn Sie also zu jenen Personen gehören, die sich bei jedem
Fremdkontakt die Hände mit einer alkoholischen Lösung desinfizieren und auch zuhause mit entsprechenden Präparaten laufend eine
Flächen-Desinfektion vornehmen, damit Sie sich selbst oder Ihre Fa-
milienmitglieder sich nicht anstecken, dann sollten Sie dieses Buch
lesen, denn es wird Ihnen helfen, eine entspanntere Beziehung zu
den Bakterien und Viren in Ihnen selbst und in unserer Umwelt zu
finden, dann werden Sie verstehen, dass Sie bei diesem Vorgang
meistens jene „guten Keime" entfernen, die uns und unsere nächste
Umgebung schützen.

Also getrauen Sie sich ruhig, anderen Mitbürgern die Hand
zu schütteln, denn die chinesische Verbeugung, ohne einander
die Hand zu reichen, hat historisch keine „hygienischen Gründe",

KARL HOHENLOHE

Saubermacher

Im Kreise verschiedenster Prominenter griff der Volksliebling Assinger plötzlich zu einem kleinen Fläschchen, benetzte glücklich seine riesigen Hände und schien zufrieden.

Was war geschehen?

Herr Assinger hatte gerade der Grippe, Sinusitis, Rachenrötung und Schnupfen ein Schnippchen geschlagen und die versammelte Armada von Viren, vielleicht auch Bakterien, mittels Desinfektion empfindlich dezimiert.

Dies ist ein gefährlicher Vorgang, nicht auszuschließen, dass die eine oder andere Berühmtheit wahnsinnig pikiert war.

Man stelle sich das einmal vor, man geht zu der Berühmtheit, streckt ihr die Hand entgegen, schüttelt sie herzlich – mit aller Aufrichtigkeit, zu der man in diesem Moment gerade fähig ist – die Berühmtheit wendet sich ab, greift umgehend zur Flasche und desinfiziert sich die Grußhand.

Wen würde dieser Vorgang nicht verunsichern, sofort würde man die eigene Hand betrachten, nach Spuren von Fäkalien suchen und sich den Aussätzigen ein wenig näher fühlen.

Ich selbst war schon einmal Zeuge einer Selbstdesinfektion. Es war auf einem Kreuzfahrtschiff, gerade hatte der Kapitän alle Gäste persönlich begrüßt, schon stand er im Waschraum und befreite sich, fast schon hysterisch, mittels Nagelbürste von den Bazillen.

Aber keiner der Prominenten soll Herrn Assinger zeihen, niemals dürfen sie vergessen, dass Armin Assinger nicht nur keine Spirochäten empfängt, sondern so gut wie keine Bazillen weitergibt.

office@hohenlohe.at

Höflichkeit versus Gesundheit: Ist Händeschütteln überholt?

sondern man wollte bewusst einen „Energiefluss mit einem Fremden" vermeiden.

Lustig und pointiert beschreibt das Karl Hohenlohe in seiner „Kurier"-Kolumne (siehe linke Seite).

Auch allen anderen, die bis jetzt geglaubt haben, dieses Thema hingegen völlig ignorieren zu können, ihnen möchte ich aber ebenfalls empfehlen, sich einige Basisdimensionen zur Hygiene anzueignen. Es könnte Ihre Lebenserwartung und -qualität positiv und nachhaltig beeinflussen.

Denn die Ignoranz, die Ausblendung eines Themas ist in einer globalisierten Welt leider nur kurzfristig möglich. Die Folgen zeigen sich auf allen Ebenen aber eher schneller als langsamer.

Wir haben heute weltweit rund 29.000 Flugbewegungen täglich und wir beobachten eine steigende Mobilität, die zu einem Ansteigen des Risikos von Ansteckungen mit Krankheiten führen kann, aber bei der Einhaltung geeigneter Hygienemaßnahmen nicht zwangsläufig muss.

„Die Weltgesundheitsorganisation WHO geht davon aus, dass sich bereits in den letzten zwanzig Jahren mindestens 30 neue Krankheiten - im Wesentlichen Virusinfektionen - entwickelt haben bzw. als solche eingeordnet wurden. Die Verbreitung dieser Erkrankungen wird hauptsächlich durch den globalen Handel und weltweiten Tourismus begünstigt, aber auch durch risikobereites Verhalten oder eine sich ausbreitende Impfmüdigkeit beschleunigt."

Hohenstein Institute

Gerade diese „Beschleunigung" ist für Hannes & Peter Traxler, Ärzte und Tropenmediziner mit einem breiten Betätigungsfeld in Wien,

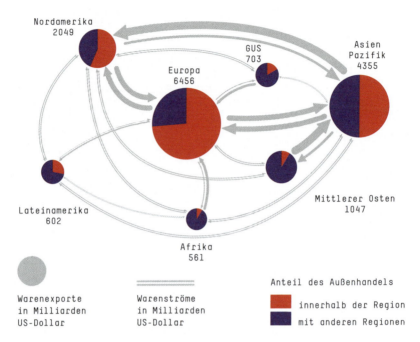

Nordamerika
2049

GUS
703

Asien
Pazifik
4355

Europa
6456

Mittlerer Osten
1047

Lateinamerika
602

Afrika
561

Warenexporte
in Milliarden
US-Dollar

Warenströme
in Milliarden
US-Dollar

Anteil des Außenhandels

innerhalb der Region

mit anderen Regionen

Die Ausbreitung von Viren, Bakterien & Co. hat sich parallel zur Etablierung des globalen Welthandels entwickelt!

einer der Hauptgründe für diese Ausbreitung: „Es kann keine einfachen, bequemen Antworten beziehungsweise Lösungsstrategien auf komplexe Vorgänge geben. Die Wahrheit ist aber zumutbar: Wir sind unwissend Opfer einer dramatischen Lebensbeschleunigung geworden, die die Zeitdimension der Evolution strapaziert.

Ob im persönlichen Fokus einer globalen Entwicklung Allergien, Keimresistenzen, Seuchen und neue Krankheitsbilder stehen, oder aber ‚Zivilisationskrankheiten‘, wie Bluthochdruck, Depression, Drogensucht, Alkohol-, Nikotinmissbrauch sowie Schädigungen des Bewegungsapparats: Wir leiden am Symptom der Beschleunigung.“

In die gleiche Kerbe schlägt DI Franz Pfeifer, Head of Laundry Care Development CEE bei Henkel, und liefert uns ein sehr klares, einfaches Beispiel für unseren leichtfertigen Umgang mit dem komplexen Bereich der Hygiene:

„Was mir schon Sorge bereitet, ist, dass die Menschen bei der Hygiene in ihrer unmittelbaren Umgebung nicht immer die Sorgfalt walten lassen, die angebracht wäre, etwa in der Küche. Wird zum Zerteilen von rohem Hühnerfleisch und zum Schneiden des frischen Gemüses ein und dasselbe Messer verwendet, ohne dass dieses dazwischen entsprechend gereinigt wurde, kommt es unweigerlich zu einer Kreuzkontamination, d.h. die Keime werden von einem Lebensmittel auf das andere übertragen!"

F. Pfeifer, Henkel

„Antibiotika, Chemotherapeutika und chirurgische und andere medizinische Fortschritte haben vielen Krankheiten den Schrecken genommen. Der Stellenwert der Hygiene hat daher im Verlauf des letzten Jahrhunderts (leider!) abgenommen."

A. Sorger

Und wie weit die Verwendung des Begriffs „Hygiene" in unserer heutigen Gesellschaft geht, zeigt uns die Theorie von Herzberg, der seine „Motivator-Hygiene-Theorie" formuliert hat, in der er die wesentlichen Dimensionen aufzeigt, die mit der Bedürfnispyramide von Maslow zu den bekanntesten Modellen der Motivationstheorien zählen.

Herzberg unterscheidet zwischen „Motivatoren", wo es um den Inhalt der Arbeit geht, der wir nachgehen, und „Faktoren, die auf den Kontext der Arbeit bezogen sind", wie Bezahlung und Arbeitsbedingungen.

Bei den „Hygiene-Faktoren" unterscheidet er zwischen „unzufrieden" und „nicht unzufrieden", bei den „Motivatoren" zwischen „nicht zufrieden" und „zufrieden". Um nun Arbeitszufriedenheit zu erzielen, müssen beide Faktoren vorliegen, um „Arbeitszufriedenheit zu erleben" (Wikipedia), denn „Zufriedenheit besteht also nicht zwangsläufig, wenn keine Gründe für eine Unzufriedenheit vorliegen"!

Sie sehen also, wie weit die Verwendung des Begriffs „Hygiene" in unserer heutigen Gesellschaft bereits gespannt wird.

Wo beginnen und wo enden? Es gab plötzlich sehr viele Fragen und ebenso viele Antworten. Wichtig war mir eine ausgewogene, kritische Betrachtung des Themas „Hygiene" und ich habe mit diesem Buch den Versuch unternommen, Sie für dieses sehr wichtige Thema zu sensibilisieren, denn wie sagte auch schon Albert Einstein: „Für jede komplizierte Frage gibt es eine einfache Antwort. Doch diese ist meistens die falsche!"

Deshalb war es gar nicht so einfach, Ihnen am Ende dieses Buchs einfache, klare Antworten auf die komplizierten Fragen zur Hygiene zu geben.

„Ein Kuss ist der Austausch von Bakterienkulturen, allerdings nicht zu Forschungszwecken!"

Karl Farkas

DAS MAGISCHE „VIERECK" UNSERER GESUNDHEIT

In diesem Kapitel gehe ich auf den Stellenwert von Hygiene im Konzert mit Ernährung, Bewegung und der medizinischen Versorgung ein.

Nachdem sich unsere Lebenserwartung in rund 200 Jahren mehr als verdoppelt hat, stellt sich die Frage, welche Faktoren im Wesentlichen dafür verantwortlich waren.

Die moderne Medizin, die in diesem Zeitraum das Antibiotikum entwickelt hat, oder das an vielen Orten verfügbare saubere, hygienische Wasser, was Kofi Annan als ein „Grundrecht jedes Menschen" bezeichnet?

Eine Entwicklung, die uns in Europa auch weg vom Alkohol gebracht hat, denn schließlich war es im 17. Jhdt. noch immer üblich, sich des Weins und Bieres zu bedienen und Wasser wegen der Seuchengefahr zu meiden.

Aber auch dass es ein „Zuviel" an Körperhygiene geben kann, denn unser Schweiß produziert ein Antibiotikum – wie die Wissenschaft erst seit kurzem herausgefunden hat.

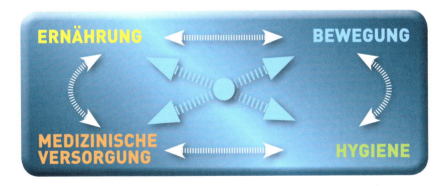

Während wir heute zu „gesunder Ernährung" sofort einige gelernte, bekannte Phrasen wie „ausgewogen, mehr Gemüse etc." von uns geben, mittlerweile auch „regelmäßige Bewegung" zum Standardrepertoire jedes Arztes gehört und wir die medizinische Versorgung in „Vorsorge, Akutversorgung und eine entsprechende Nachbehandlung" unterteilen, fällt uns zu „Hygiene" bestenfalls „sauber & rein" ein.

Und das, obwohl die Deutsche Gesellschaft für Hygiene und Mikrobiologie Hygiene als die „Lehre von der Verhütung von

Krankheiten und der Erhaltung, Förderung und Festigung der Gesundheit" bezeichnet. Ein nicht gerade „kleiner" Anspruch!

Dennoch bleibt die Hygiene im Alltagsleben für uns Normalbürger bis heute eine unbekannte Größe, die wir für unser Leben eigentlich nicht/kaum definieren können.

Beginnen wir bei unserem Körper.

„Ein durchschnittlicher menschlicher Körper misst eine Oberfläche von etwa 1,5 Quadratmeter. Körperöffnungen stellen den Austausch mit der Umgebung im Sinne eines Energieumschlagplatzes dar beziehungsweise sichern die Reproduktion. Wir stehen als Teil eines irdischen Gesamtsystems in ständiger Wechselwirkung mit unserer Umgebung, werden von ihr geprägt und wirken unsererseits mitunter allzu nachhaltig verändernd."

Hannes & Peter Traxler, Tropenärzte Wien

Was die beiden Allgemeinmediziner und Tropenärzte Hannes & Peter Traxler klar und medizinisch beschreiben, ist die laufende Interaktion mit unserer Umwelt, unserem Umfeld. Wir leben in und mit ihm, so wie wir auch ständig mit Bakterien leben.

Besondere Bedeutung hat dabei die bereits von Helene Karmasin beschriebene „Barrierefunktion" unseres Körpers, genauer gesagt unserer Haut gegenüber fremden Einflüssen.

„Bei gesunder Haut als Grenzorgan zur Außenwelt stellt unsere Hautbesiedelung eine Barrierefunktion gegen fremde Mikroben dar. Die individuelle Keimbesiedelung stört nicht, macht nicht krank und ist ausgesprochen nützlich. Denn so unschädlich die Kommensa-

26

len (Mikroorganismen, Bakterien und Pilze) für uns auch sein mögen, sind sie intensiv darum bemüht, ihr Revier zu verteidigen. Nur wer sich gegen die Standortflora behaupten kann, kann tiefer in die Haut eindringen. Zudem erzeugen sie Stoffwechselprodukte, die sich günstig auf die Hauteigenschaften auswirken."

Franz Sitzmann, Hygiene kompakt. Kurzlehrbuch für professionelle Krankenhaus- und Heimhygiene, 2012

Nachdem einer der wichtigsten Vorgänge das laufende Reinigen unseres Körpers darstellt, spielt Wasser, sauberes Wasser in der Hygiene eine zentrale Rolle, um allein die 1,5 m^2 unserer Körperoberfläche zu säubern.

Unabhängig von der Betrachtung, dass wir bei rund 7 Mrd. Menschen täglich eigentlich über 10 Mrd. m^2 Haut zu reinigen haben.

„NEW YORK, 22. März 2001. Im Jahr 1992 hat die Generalversammlung beschlossen, jedes Jahr am 22. März den Internationalen Tag des Wassers zu begehen, um auf die Bedeutung der Entwicklung von Wasservorkommen für die wirtschaftliche Produktivität und den sozialen Wohlstand aufmerksam zu machen. Aus diesem Anlass hat Generalsekretär Kofi Annan folgende Erklärung veröffentlicht:
‚Der Zugang zu sicherem Wasser ist ein Grundbedürfnis des Menschen und deshalb ein Menschenrecht. Verunreinigtes Wasser gefährdet die physische und soziale Gesundheit aller Menschen und ist ein Verstoß gegen die Menschenwürde.'

27

Noch heute ist sauberes Wasser ein für viele Menschen unerreichbarer Luxus. Weltweit haben mehr als eine Milliarde Menschen keinen Zugang zu aufbereitetem Trinkwasser, fast 2,5 Milliarden leben ohne sanitäre Grundversorgung. Diese Menschen gehören zu den ärmsten der Welt, die auch die größten Gesundheitsprobleme haben. So trägt auch der Mangel an sicherem Trinkwasser zu schätzungsweise 80 Prozent der Krankheiten und Todesfälle in den Entwicklungsländern bei."

Generalsekretär Kofi Annan: Zugang zu sauberem Wasser ist ein Menschenrecht, Erklärung zum Internationalen Tag des Wassers (22. März 2001)

Was Kofi Annan schon 2001 als ein „physisches und soziales Grundrecht des Menschen" definiert, ist sicherlich eines der zentralen Elemente der Hygiene.

Für Österreicher im Speziellen und auch Europa ganz generell ist der Zugang zu sauberem, ungefährlichem Wasser so selbstverständlich, dass ich sogar in meinem Reiseführer „Venedig für Neugierige" darauf verwiesen habe, dass man mittlerweile das Wasser aus der Wasserleitung der Lagunenstadt – l'acqua del rubinetto – problemlos trinken kann und es wird den Einheimischen auch immer, wie in einem guten Wiener Kaffeehaus, gereicht, während wir „Touristen" mit dem Acqua Minerale aus der Flasche vorliebnehmen müssen.

Das war aber auch in Europa nicht immer so ...

> Unsere Vorfahren „haben uns regelrecht zu Trinkern gezüchtet. In Europa war Alkohol bis ins 19. Jhdt. auch ein Desinfektionsmittel zum Schutz vor verseuchtem Wasser. Lieber trank man Bier und Wein – in England um das Jahr 1670 über drei Liter pro Kopf und Tag, die Kinder eingeschlossen. Wer das nicht vertrug, der blieb auf der Strecke."
>
> *ZEIT Online, 5. 3. 2013, Stefan Klein*

Und weiter: „So könnten sich Genvarianten durchgesetzt haben, die uns bis heute das Trinken erlauben.

In Asien wirkte die Evolution möglicherweise genau entgegengesetzt. Denn wo Hepatitis verbreitet ist, bedeutet Alkohol ein zusätzliches Risiko. Und viele Asiaten sind alles andere als trinkfest. Ihnen fehlt von Geburt an ein Enzym, ein Stoff, der Alkohol abbaut."

Wenn man sich die Lebenserwartung auf unserer Erde ansieht, so stellt sich schon die Frage, ob es nicht einen direkten Zusammenhang zwischen der Chance auf hygienisch reines Wasser und der Lebenserwartung auf unserem Planeten gibt?

Während der berühmte Satz „Wasch dir die Hände!" uns mehrmals täglich als Kinder eingebläut wurde, fand Gerolf Coudenhove-Kalergi während eines Spitalaufenthalts aufgrund einer Verletzung während des Ersten Weltkrieges über dem Eingang zu seinem Zimmer eine lustige Abwandlung dieses bekannten Spruches vor:

„Vor dem Stuhlgang, nach dem Essen Hände waschen nicht vergessen!"

Es bleibt zu hoffen, dass es sich dabei um keine indirekte Kritik der hygienischen Zustände in diesem Spital gehandelt hat.

29

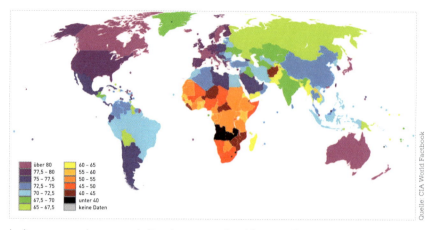

über 80	60 – 65
77,5 – 80	55 – 60
75 – 77,5	50 – 55
72,5 – 75	45 – 50
70 – 72,5	40 – 45
67,5 – 70	unter 40
65 – 67,5	keine Daten

Quelle: CIA World Factbook

Lebenserwartung und Hygiene – ein klarer Zusammenhang,
wie die Weltkarte beweist!

Das richtige Händewaschen ist im Übrigen gar nicht so einfach und ich muss zugeben, dass sich meine „Technik" des richtigen Händewaschens nach Gesprächen mit Ärzten und Hygienikern deutlich verbessert hat. Es geht dabei um ein Ritual, welches aus dem

➤ Anfeuchten der Hände,
➤ Aufbringen einer Seife,
➤ dem intensiven, mechanischen Reinigen der Handflächen
➤ UND der Zwischenräume zwischen den Fingern

besteht und wozu man auch – mehrmals am Tage – eine Nagelbürste für eine Reinigung des Nagelbetts und der Zwischenräume verwenden sollte.

Das Händewaschen ist und bleibt in jeder normalen Situation die beste und sicherste Form der Hygiene, wenn es um die Übertragung von Bakterien und Viren geht.

„In zahlreichen Studien ist nachgewiesen, dass allein durch die richtige Handhygiene die Übertragung von Infektionskrankheiten signifikant reduziert werden kann."

Mag. Ingeborg Pürrer, dipl. med. Analytikerin

Und sie führt weiter aus, dass

„… unzählige Mikroorganismen die menschliche Haut bevölkern. Viele dieser Bakterien und Pilze sind nicht gesundheitsschädigend, sondern verteidigen ihr Revier gegen schädliche Angreifer. Allein an den Händen haben Forscher etwa 150 verschiedene Bakterienarten gefunden, weshalb Hygiene, das richtige Waschen der Hände, sehr wichtig ist!"

Spannend ist weiters das Abtrocknen. In den letzten Jahren sind in vielen öffentlichen Toiletten sogenannte Handföhns von unterschiedlichen Herstellern installiert worden.

Diese sind zwar optisch durchaus ansprechend, aber in ihrer finalen Reinigung der Hände nicht annähernd so effizient wie ein Papier- oder noch besser ein Stoffhandtuch auf Rolle. Der mechanische Vorgang der Handtrocknung ist ein wesentlicher Bestandteil einer perfekten Handhygiene und jeder Lufttrocknung vorzuziehen.

Bei einer 2008 vorgestellten Studie zeigt sich deutlich der Vorteil der Papierhandtücher gegenüber den Föhntrocknern bzw. den sogenannten Air-Jet-Trocknern.

Grundsätzlich ist zu sagen, dass Feuchtigkeit natürlich immer einen sehr guten Nährboden für die Ansiedlung von Bakterien, Sporen etc. darstellt und man immer versuchen sollte, die Hände wirklich perfekt zu trocknen. Das gelingt nach weiteren Studien auch mit Stoffhandtüchern besser als mit Papierhandtüchern, unabhängig von der positiven Umweltbilanz von Stoffhandtüchern auf einer Rolle.

Das wesentliche Problem von Gebläsen in öffentlichen Räumen ist nämlich ihre Verbreitung von Keimen, Bakterien etc., die während des Trockenvorgangs einfach von den Händen in die Luft geblasen und so verteilt werden, und auch dass die restliche Feuchtigkeit von den Händen einfach auf den Boden tropft.

Wenn bspw. mehrere Gebläse in einer öffentlichen Toilette angebracht werden, müsste idealerweise ein Abstand von rund zwei Metern zwischen zwei Geräten eingehalten werden, um die gegenseitige Kontamination zu verhindern.

Also wenn Sie in öffentlichen Toiletten die Wahl zwischen einem Stoffhandtuch auf der Rolle bzw. einem Papierhandtuch oder aber einem Gebläse haben, dann entscheiden Sie sich bitte für das Handtuch.

Ebenfalls interessant und weniger beachtet ist die Tatsache, dass es am menschlichen Körper die meisten Bakterien an den Unterarmen gibt und hinter den Ohren die wenigsten Bakterien. Intensiv besiedelt ist im Übrigen unsere Kopfhaut, sind unsere Haare, weshalb ein häufiges Haarewaschen ebenfalls eine wirklich sinnvolle hygienische Maßnahme darstellt.

Interessant, dass die Industrie dieses spannende Thema der Kopfhaut- und Haar-Hygiene noch nicht aufgegriffen hat.

Bleiben wir bei der Reinigung unserer 1,5 m² Haut! Wir sollten ja auch in regelmäßigen Abständen baden bzw. duschen. Dabei ist die Dusche eindeutig ein Reinigungs-, das Baden hingegen primär ein Entspannungsritual.

Sollen wir also wirklich täglich duschen?

„Das normale Maß, also wenn ich verschwitzt bin am Abend vor dem Schlafengehen oder in der Früh nach dem Aufstehen, genügt in

der Regel. Öfter zu duschen ist im Normalfall nachteilig, weil es der Haut schadet,
da ihre natürliche Flora zu sehr aus dem
Gleichgewicht gebracht wird!"

F. Pfeifer, Henkel

Dabei ist es laut den befragten Experten egal, ob man ein Duschgel oder eine Seife zur hygienischen Reinigung verwendet. Übertriebenes Duschen und Baden wirkt sogar kontraproduktiv, denn

„… zur aktiven antimikrobiellen Abwehr steht
der Haut ein erst vor kurzem entdecktes
natürliches Antibiotikum im menschlichen
Schweiß zur Verfügung, das Dermcidin. Die
bisher beim Menschen bekannten, an der Haut
antibiotisch wirksamen Peptide werden erst
bei Verletzungen oder bereits aufgetretenen
Infektionen freigesetzt. Das Dermcidin wirkt
indessen gegen Bakterien und Pilze der Haut
dauernd und stellt einen Schutz der Haut
vor Infektionen dar. Nicht allein die Wirkung des leicht sauren pH-Wertes wirkt als
Schutzmechanismus an der Hautoberfläche. Das
Dermcidin reguliert die Keimbesiedelung der
Haut, wird von Schweißdrüsenzellen der Haut
produziert und gelangt mit dem Schweiß auf
die Hautoberfläche!"

Franz Sitzmann, Hygiene kompakt. Kurzlehrbuch für professionelle Krankenhaus- und Heimhygiene, 2012

Wichtiger ist hingegen das häufige Wechseln von Handtüchern, die für das Abtrocknen der Hände verwendet werden. Diese sollten speziell in einem Mehrpersonenhaushalt zumindest zweimal wöchentlich gewechselt werden, da sich durch die laufende Benützung auch ohne die üblichen Schmutzspuren ein höherer Bakterienpegel bilden kann.

Dusch- oder Badetücher sollten im Normalfall wöchentlich gewechselt werden, wobei es wichtig ist, dass diese jeweils von ein und derselben Person verwendet werden.

Besondere Beachtung sollten die Geschirrtücher bekommen. Einmal ist es eine gängige Praxis in vielen Haushalten, dass in der Küche das Geschirrtuch eine „Universalfunktion" hat. Es wird für nahezu alle Tätigkeiten in der Küche verwendet, bei denen es darum geht, etwas trocken zu wischen. Das kann das Geschirr sein, aber auch Oberflächen in der Küche, ja selbst als Handtuch wird es zwischendurch gerne verwendet.

Damit ergibt sich bei vielen Geschirrtüchern nicht nur eine oberflächliche Verschmutzung, sondern auch eine hohe Anhaftung mit Bakterien. Wie schon bei der Reinigung des Messers bei der Bearbeitung von rohem Huhn und in der Folge frischem Gemüse in Bezug auf eine Kreuzkontamination besprochen, ist diese Gefahr bei der Verwendung eines Geschirrtuchs als „Universal-Küchentuch" noch größer. Weiters gibt die leicht feuchte Atmosphäre den Bakterien eine längere Überlebenschance.

Also im Zweifelsfall sollte man Geschirrtücher nahezu täglich wechseln. Geschirrtücher, ebenso wie Putzlappen, sollte man daher auch am besten auskochen.

Einen echten Bakterienherd stellen in vielen Küchen die Putzschwämme dar. Wie bereits mehrfach besprochen, ist jedes feuchte Milieu für Viren, Bakterien, Sporen etc. ein idealer Nährboden.

In vielen Haushalten wird aber der Putzschwamm für eine Vielzahl von Tätigkeiten herangezogen, die – wie beim Geschirrtuch – nur im weiteren Sinne mit der Reinigung von Geschirr zu tun haben. Da wird einmal rasch der Boden aufgewischt, wenn etwas hinuntertropft, ein Küchenkästchen ausgewischt usw.

Diese Reinigungstätigkeiten sollte man mit einem eigenen Schwamm durchführen, um auch hier eine Kontamination zu verhindern.

Und die Putzschwämme sollten immer sehr gut ausgedrückt und neben das Waschbecken gelegt werden, sodass sie austrocknen können. Ein öfterer Wechsel, z. B. einmal pro Woche, schützt ebenfalls vor der Bildung größerer Bakterienkolonien.

Was man bei Küchenarbeiten für eine höhere Sauberkeit und Hygiene auch beachten sollte, ist das Abnehmen jeder Form von Handschmuck, da sich gerade unter diesem sehr leicht kleine Schmutzreste ansammeln können.

Bleiben wir in der Küche. Auch hier wird der Geschirrspüler „schon mal gern als Mülleimer missbraucht"! (F. Pfeifer)

Obwohl das Gros der Geschirrspüler mit Programmtemperaturen von 55 Grad arbeitet, können sich durch hohe Essensrückstände irisierende Farben bilden, weil bspw. Zwiebeln das Anlaufen von Metallteilen hervorrufen können.

Bleibt die klassische Frage nach der Handgeschirrwäsche versus der Maschinengeschirrwäsche?

Auch wenn die grundsätzliche Reinigung bei beiden Varianten vergleichbar ist, so ist die Reinigung im Geschirrspüler vom Standpunkt der Hygiene aus vorteilhafter:

„… denn Geschirrspüler arbeiten wie bereits erwähnt in einem Temperaturbereich von 45–55 Grad, was salopp gesagt beim händischen Geschirrspülen wohl nicht möglich wäre, ohne dass man Gefahr läuft, dass einem die Fingernägel abfallen." (F. Pfeifer)

Bleibt die Frage nach der richtigen Verwendung der Waschmaschine. An dieser Stelle sollten wir einmal die kurze Geschichte des modernen Wäschewaschens Revue passieren lassen.

Bis Anfang des 20. Jhdts. waren die Seife, eine starke, mechanische Bearbeitung und das (Aus-)Kochen der Wäsche die zentralen Faktoren in der Reinigung.

Diese drei Dimensionen werden heute durch den gezielten Einsatz von Chemikalien unterstützt, woraus sich die „4 Dimensionen" im „Sinner'schen Kreis" ableiten lassen. Benannt nach Herbert Sinner, einem Anwendungstechniker der Fa. Henkel, stellt sich dieser wie folgt dar.

SINNER'SCHER KREIS

Der Sinner'sche Kreis ist eine qualitative, grafische Darstellung der Einflussgrößen des Waschprozesses.

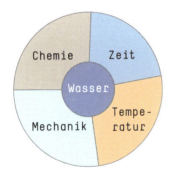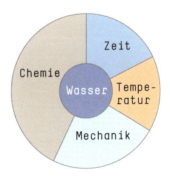

Salesianer Miettex

90°C-Waschverfahren in der Trommelwaschmaschine

60°C-Waschverfahren in der Trommelwaschmaschine

Die vier Dimensionen „Mechanik", „Temperatur", „Zeit" und „Chemie" bilden den 360-Grad-Kreis einer perfekten hygienischen Reinigung. Sollte man einen dieser Bereiche reduzieren – bspw. den Einsatz der Zeit in den heute so beliebten „Kurzwaschprogrammen", so müssen andere Bereiche intensiver eingesetzt, dosiert werden, um die zeitliche Reduktion im gewählten Beispiel zu kompensieren.

Gerade in den letzten Jahren ist ja das Waschen mit Kurzprogrammen bzw. mit niedrigen Temperaturen zur Schonung der Wäsche und zur Entlastung der Umwelt (weniger Wasser und Energieverbrauch) stark propagiert worden. Was heißt das aber für unsere Wäsche? Wird sie so noch hygienisch rein?

„Früher war es so, dass es eine gewisse Zeit gedauert hat, bis das Pulver aufgelöst war. Darüber haben Tenside älterer Bauart erst ab einer Temperatur von 30 Grad zu wirken begonnen. Die synthetischen Tenside in modernen Flüssigwaschmitteln entfalten ihre Waschwirkung bei Temperaturen von 20 Grad oder auch darunter hingegen sofort. Dadurch kann der Waschvorgang insgesamt kürzer ausfallen. Für nur kurz getragene Wäschestücke reichen diese 30–40 Minuten dauernden Kurzwaschprogramme bei normalem Verschmutzungsgrad deshalb in der Regel aus. Kurz heißt aber nicht weniger dosieren. Die Waschmitteldosierung – siehe die Sinner'sche Logik in der Kompensation eines Bereichs durch die anderen – muss stimmen, damit die Tenside in der Lage sind, den Schmutz in eine wasserlösliche Form überzuführen." (F. Pfeifer)

Und wie schaut es in Zeiten einer Grippewelle aus, wenn vielleicht die Kinder schon eine Infektion aus dem Kindergarten oder der Schule nach Hause geschleppt haben?

„Im Falle von Krankheiten, da bin ich ganz ehrlich, kann man mit 90 Grad waschen, wobei es diese Temperaturen heute nicht mehr braucht, da moderne Waschmittel auch schon bei niedrigen Temperaturen ausreichend desinfizierend wirken. Wenn ein Waschprogramm über eineinhalb Stunden bei 60 Grad läuft, dann haben Sie hygienisch saubere Wäsche."

F. Pfeifer, Henkel

37

Was aber nicht bedeutet, dass die Waschmittel heute aggressiver sind, sondern sie sind einfach konzentrierter geworden, weil in den älteren Produkten einfach mehr Komponenten erforderlich waren, um ein Pulver rieselfähig zu halten.

Um das komplexe Thema der sauberen, hygienischen Wäsche komplett abzuschließen, haben wir auch das Thema des „Biofilms" besprochen. Dieser kann sich in einer Waschmaschine bilden, indem laufend flüssige Chemikalien zur Reinigung eingesetzt werden. Bei Einsatz eines Bleichmittels und mit einem Waschgang bei 60 Grad ist dieser entfernbar.

Auf die Bildung eines solchen Filmes sollten Sie achten, denn dieser kann laut den deutschen Hohenstein Instituten ein Nährboden für Bakterien werden und ist daher umgehend abzubauen.

Es empfiehlt sich daher durchaus, bei ersten Ansätzen oder prophylaktisch alle drei Monate, einen Leerlauf mit einem Bleich- und Maschinenreinigungsmittel durchzuführen. Was in der professionellen Textilbearbeitung eingesetzt wird, kann manchmal auch in einem privaten Haushalt nicht schaden.

Nach diesen ersten Tipps und kritischen Kommentaren zum Stellenwert der Hygiene werde ich mich jetzt mit den wesentlichen Aspekten unseres Lebens in Verbindung mit Hygiene auseinandersetzen: Wie schaut das bei den vielfältigen Urlaubs- und Geschäftsreisen aus, wie steht es um die „Hygiene im öffentlichen Raum", in der „Lebensmittelproduktion", nachdem wir immer mehr auswärts essen und schlafen und sich diese Unternehmen immer stärker professioneller Textildienstleister bedienen, wie sicher „essen wir an fremden Tischen, schlafen wir in fremden Betten"?

Wie steht's um die Gefahren in Spitälern, um die immer wieder zitierten „Krankenhaus-Infektionen"!? Wie gefährlich sind diese wirklich? Und nicht zuletzt: Wie gehen wir mit unseren Kids und Kindern um? Welche Maßnahmen sind im Bereich der Kindergärten, Schulen wichtig und richtig?

Und ganz am Schluss gibt es dann die einfachen, klaren Antworten, wie wir Hygiene in unseren Alltag, in unsere Reisen etc. am besten integrieren können.

„Du musst nicht nur mit dem Munde, sondern auch mit dem Kopfe essen, damit dich nicht die Naschhaftigkeit des Mundes zugrunde richtet."

Friedrich Nietzsche

GLOBALI-SIEREN WIR AUCH VIREN, KEIME & CO.?

Welche Bedeutung hat die Globalisierung in Bezug auf „Hygiene"?

B is ins 19. Jhdt. wohnte nur rund ein Zehntel unserer Bevölkerung in Städten, während aktuelle Prognosen davon ausgehen, dass 2050 rund 70 Prozent von rund 9 Mrd. Menschen in Großstädten, mit teilweise bis zu 40 Mio. Menschen, leben werden.

Haben wir eine Chance, mit dem rasanten Tempo der Zivilisation evolutionär mitzuhalten? Ist nicht gerade diese Entwicklung ein Nährboden für multiresistente Keime und Viren? Kommen wir dadurch nicht schneller mit Viren und Bakterien in Kontakt, die unser Immunsystem nicht rasch genug erkennt?

Und wir werden älter und benutzen daher immer lieber Kreuzfahrtschiffe als schwimmende Hotels, weil uns damit die entfernten Destinationen ohne den Stress einer Flugreise näher gebracht werden. Aber dass auch diese „schwimmenden Städte" ihre hygienischen Tücken haben können, behandle ich in diesem Kapitel.

Alte Bekannte – Neue Probleme – Teil 1
Bakterielle <u>Resistenzen</u> gegenüber <u>Antibiotika</u>

MRSA (Methicillin resistenter *Staphylococcus aureus*)

- "Krankenhauskeim", Mortalitätsrate bis zu 30%, cMRSA (community acquired MRSA) und VRSA (Vancomycin resistenter *S. aureus*) in Deutschland

VRE (Vancomycin resistente Enterokokken)

- Bakterium des menschlichen Darmtraktes, Mortalitätsrate von 28-58%

Esbl – *E. coli*
(extended spectrum beta-Lactamase producing *Escherichia coli*)

- *E. coli* (harmloses Darmbakterium), einige Stämme können spezielle Enzyme produzieren (beta-Laktamase), viele Menschen Träger von Esbl – *E. coli*

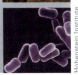

Leider ist heute bereits eine Reihe von resistenten Erregern bekannt, die durch den sorglosen Einsatz von Antibiotika entstanden sind

Neben den bereits zitierten Flugreisen in exotische Länder ist die Resistenz vieler Viren heute international ein Hauptproblem.

Wenn man sich diese Ausführung der deutschen Hohenstein Institute auf einer Weltkarte ansieht, ergibt sich folgendes spannendes Bild:

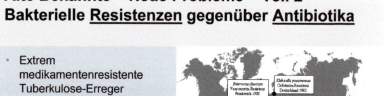

Alte Bekannte – Neue Probleme – Teil 2
Bakterielle <u>Resistenzen</u> gegenüber <u>Antibiotika</u>

- Extrem medikamentenresistente Tuberkulose-Erreger

- Multiresistente Streptokokken

- Multiresistente *Pseudomonas aeruginosa*

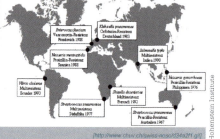

[http://www.chuv.ch/swiss-noso/d34a2f1.gif]

Hohenstein Institute

Speziell die in Mitteleuropa bereits als ausgestorben geglaubte Tuberkulose kommt durch den internationalen Reiseverkehr wieder rascher nach Deutschland und Österreich!

Und es gibt gerade in einem Land mit einem hohen medizinischen Standard wie bspw. Österreich traditionell einen starken Patiententourismus.

„Wir müssen als Ärzte deshalb Krankheitsbilder von Krankheiten erkennen, die bei uns eigentlich bereits ausgerottet sind, wie bspw. Tuberkulose und Keuchhusten. Eine der Folgen der Impfmüdigkeit, einer trügerischen Sicherheit, in der wir uns wiegen, denn nicht jeder Tourist mit einem solchen

Krankheitsbild landet zur Behandlung in einer unserer Kliniken!"

Wolfgang Kopsa, Röntgenologe und Primar in der Döblinger Privatklinik

Gerade das Thema Impfung wird heute tw. extrem unprofessionell diskutiert. Ingomar Mutz, Österreichs oberster Impfexperte, bringt das pointiert auf den Punkt:

„Wenn Sie die Impfung nicht wollen, dann probieren Sie die Krankheit!"

Das Bundesministerium für Gesundheit in Österreich hat dazu Impfpläne ausgearbeitet, die die einzelnen Lebensphasen und relevanten Impfungen perfekt beschreiben und empfehlen:

Impfung	7. Woche	3. Monat	5. Monat	6. Monat	11. Monat	12. Monat	2. Lebens-jahr
Rotavirus (RV)	RV: 2 bzw. 3 Teilimpfungen Abstand mind. 4 Wo. in Abhängigkeit vom verwendeten Impfstoff						
Diphtherie (DIP) Tetanus (TET) Pertussis (PEA) Poliomyelitis (IPV) Haemophilus infl. B (HIB) Hepatitis B (HBV)		1. 6-fach	2. 6-fach			3. 6-fach*	
Pneumokokken (PNC)		1. PNC	2. PNC			3. PNC*	
Mumps-Masern-Röteln (MMR)					MMR: 2 Impfungen im Abstand von mind. 4 Wo.		

*) frühestens 6 Monate nach der 2. Teilimpfung

Bundesministerium für Gesundheit

Speziell die Grippeimpfung wird sehr unterschiedlich beurteilt, wobei für Christina Peters diese Impfung für das medizinische Personal ein „Muss" ist, sie diese aber auch aus der Sicht „der Gesellschaft empfiehlt, weil sich damit die Überträger reduzieren lassen! Die Grippeimpfung als ein sozialer Akt."

Auch für Schulkinder bzw. Jugendliche gibt es einen präzisen Impfplan:

Impfung	7. Jahr	8. Jahr	9. Jahr	12. Jahr	13. Jahr	15. Jahr
Diphtherie (DIP) Tetanus (TET) Pertussis (PEA) Poliomyelitis (IPV)		4-fach			3-fach (DIP+TET+PEA): für Kinder, die vorher nur eine DIP+TET+IPV-Impfung erhalten haben	
Hepatitis B (HBV)	Grundimmunisierung (0/1/6 Monate) oder Auffrischung					
Meningokokken (MEC4)					MEC4	
Mumps-Masern-Röteln (MMR)	MMR (Nachholen bei Kindern, die keine oder nur eine Impfung erhalten haben und nicht immun sind)					

Impfung	18.-20. Jahr	30. Jahr	40. Jahr	50. Jahr	60. Jahr	65. Jahr	70. Jahr	75. Jahr	80. Jahr usw.
Diphtherie (DIP) Tetanus (TET) Pertussis (PEA) Poliomyelitis (IPV)	alle 10 Jahre auffrischen					alle 5 Jahre auffrischen			
Human Papillomviren (HPV)	gegebenenfalls nachholen								
Mumps-Masern-Röteln (MMR)	gegebenenfalls bis 45 Jahre nachholen								
FSME	alle 5 Jahre auffrischen					alle 3 Jahre auffrischen			
Pneumokokken (PNC)					PNC13/nach 1 Jahr PPV23				
Influenza (IV)					IV jährlich				

☐ Nicht kostenfrei   ☐ Kostenfrei

Bundesministerium für Gesundheit (2)

44

Und auch wir Erwachsene sollten unsere „Impfmüdigkeit" kritisch betrachten, denn eine Reihe von Impfungen kann uns ebenfalls nachhaltig schützen und einen signifikanten Beitrag zur Volksgesundheit leisten, denn während noch 94 Prozent aller Säuglinge geimpft werden, nimmt dieser Wert schon bei Schulkindern und Jugendlichen dramatisch ab.

Laut Ingomar Mutz gibt es „in Österreich bei der Impfmüdigkeit ein Ost-West-Gefälle, d. h. die Vorarlberger nehmen das viel genauer als die Wiener"!

„Impfstoffe, ebenso Errungenschaften der letzten hundert Jahre, sind maßgeblich für die Eindämmung früher leidbringender Infektionserkrankungen verantwortlich und haben erheblich dazu beigetragen, die weltweite Lebenserwartung zu erhöhen. Eine Durchimpfung großer Bevölkerungsschichten schon in der Kindheit ist folglich eine nicht zu hinterfragende Strategie im Sinne des Gemeinwohls. Das Einzelrisiko, an einem sogenannten Impfschaden zu erkranken, ist minimal … Sich impfen zu lassen, hat auch eine

Bekannte Viren – neue Überträger

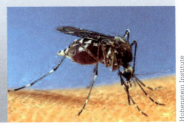

- Einwanderung und Ausbreitung von Krankheitserregern und Überträgerorganismen

- Klimabedingte Wanderung der Wirte (Reservoir) oder ganzer Bevölkerungsgruppen

45

starke soziale Dimension, denn die Ausschei-
dungen eines geimpften Menschen tragen zur
Gesundheit gegenüber den Mitmenschen bei!"

Hannes & Peter Traxler

Auch die deutschen Hohenstein Institute beobachten mit Sorge:
„... die Einschleppung selten gewordener Krankheiten nach Mitteleuropa, wie beispielsweise Diphtherie, Polio oder Tuberkulose, bzw.
neuer Krankheiten, wie SARS oder Vogelgrippe, belegt die Gefahren und Begleiterscheinungen von stark wachsender Mobilität. Die
Zunahme von Kinderkrankheiten oder ein erhöhtes Hepatitis-Risiko
sind dagegen in erster Linie auf eine zunehmende Impfmüdigkeit
zurückzuführen."

Und dabei müssen wir in Zukunft vielleicht gar nicht mehr weit
reisen, um mit neuen Gefahren konfrontiert zu werden, denn „... Mitteleuropa könnte sich in absehbarer Zeit auch zu einem Hotspot für
tropische Krankheiten entwickeln, die typischerweise durch Insekten übertragen werden. Die Kombination von milden, kurzen und
nassen Wintern und warmen Sommern bietet für tropische Stech-
insekten ideale Bedingungen für ihre Vermehrung und Ausbreitung.

Die Stadtmücke

- Klimawandel schafft neue Brutplätze
  z.B. Tümpel, Wasserlöcher, usw. für
  sub-/tropische Moskito-Arten

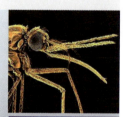

- Sie werden in Mitteleuropa heimisch
  (Frankreich und Italien)
  Aedes albopictus und Aedes aegypti

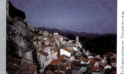

Hohenstein Institute

Mit steigenden Temperaturen werden diese Insekten nach und nach auch in Mitteleuropa heimisch. Damit steigt auch wieder die Gefahr, dass neben den Krankheitserregern auch die Zahl der Erreger wie beispielsweise das Denguefieber steigt." (Hohenstein Inst.)

Also sind Impfungen sowohl aus der Sicht der dargestellten Erderwärmung und der damit einhergehenden neuen Bedrohungen als auch aus Sicherheitsgründen bei Reisen in exotische Länder eine absolute Notwendigkeit.

„Der gesunde Mensch hat Abwehrkräfte gegenüber Mikroorganismen, aber bei einer Schwächung der Abwehrkräfte kann eine ‚Infektion' auftreten. Besonders ‚aggressive' Mikroorga-

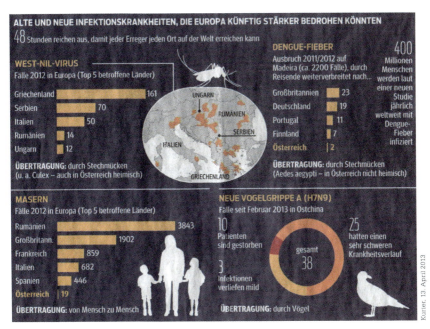

Die größte Gefahr ist laut Marc Sprenger, Chef des EU-Zentrums für Krankheitsbekämpfung (ECDC), unsere Sorglosigkeit!

47

nismen können aber auch einen gesunden Menschen infizieren und die Abwehrkräfte des heutigen ‚modernen' Menschen sind durch Umwelteinflüsse und Änderung des Lebensstiles gegenüber früher eingeschränkt."

A. Sorger

Weiters zeigen auch aktuelle Studien, dass Krankheiten wie Masern keinesfalls ausgestorben sind, sondern in unseren Ländern eben nur „kontrolliert" wurden, eben durch qualifizierte Impfaktionen in unserer Kindheit. Denn selbst in einem nicht so entfernten Land wie Rumänien wurden für das Jahr 2012 3.843 Krankheitsfälle gemeldet.

Zurück zu den Reisen in nähere und fernere Regionen, aus denen wir für unseren Organismus unbekannte Erreger und bestimmte bakterielle Erkrankungen mitbringen können, wie z. B. Brucellose – eine durch Brucellen ausgelöste, allgemeine Infektion des Körpers. Diese befinden sich bei Haustieren wie Schaf, Rind, Schwein, Ziege, aber auch bei Wildtieren meistens in den Milchdrüsen.

„Patienten klagen zuerst über Rückenschmerzen, wobei mein persischer Kollege anhand der Röntgenaufnahmen dieses Krankheitsbild (Brucella) bei einem Patienten sofort erkannt hat, da er aufgrund seiner Ausbildung und Herkunft mit dieser Krankheit vertraut war!" (W. Kopsa)

Wie langfristig und anpassungsfähig diese Bakterien sind, zeigen bspw. auch Funde in Pompeji. Analysen an Leichen, die auf 79 n. Chr. datiert wurden, zeigen bereits historische Brucellose-Erkrankungen der Wirbelsäule.

Ein weiterer Bereich des internationalen Tourismus, der aufgrund der Bequemlichkeit speziell für ältere, vermögende Touristen eine besondere Attraktivität erfahren hat, ist die Kreuzschifffahrt. Diese hat aber aufgrund der hohen Konzentration an Personen

Prädestiniert für Gemeinschaftseinrichtungen
NOROVIRUS (Norwalk-Virus)

- Viraler Brechdurchfall (Gastroenteritis "Magen-Darm-Grippe")

- Im Meldejahr 2011 traten über 200.000 Erkrankungen in Deutschland auf

- Hochinfektiös
(10 bis 100 Viruspartikel reichen aus)

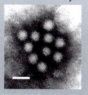

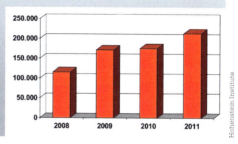

Hohenstein Institute

Eines der häufigen Probleme in Wasserleitungen, die sehr selten benützt werden, oder einer zu geringen Beachtung des Sinner'schen Kreises in der Wäscheaufbereitung: das Norovirus!

auf engem Raum und bestimmter Restriktionen in der Steuerung und Aufbereitung von Service-Tätigkeiten durchaus eine Reihe von Risikobereichen.

Ob auf der „Queen Mary 2" und der „Emerald Princess", auf denen bei einer Karibikkreuzfahrt zu Weihnachten 2012 rund 400 Personen am Norovirus erkrankten, oder auf der „MS Bellriva" auf dem Rhein, in allen drei Fällen mussten die Schiffe komplett gereinigt und desinfiziert werden.

Interessanterweise waren es aber keine kontaminierten Speisen oder die üblichen Kontaktflächen wie Türgriffe, die für die rasche Ausbreitung der Viren verantwortlich waren, sondern es waren bei den beiden Kreuzfahrtschiffen in der Karibik die Wäschereien.

In diesen wurde nicht wie in professionellen Wäschereien mit 70 Grad und einem ausgewogenen Mix aus Waschzeit und gezieltem Chemikalieneinsatz vorgegangen, sondern es wurde mit 40 Grad aus Gründen des Energieverbrauchs gearbeitet.

Und weiters nehmen wir laut Helene Karmasin an,

„... dass gefährliche Bedrohungen aus fernen exotischen Gegenden kommen, in denen Menschen ein Leben führen, das unserem entgegengesetzt ist. Aids kommt diesem Muster zufolge aus Afrika, die Vogelgrippe aus China. Auch verknüpfen wir damit moralische Kategorien und stigmatisieren damit problematisches Verhalten bestimmter Gruppen: Aids ist eine Krankheit, die vorzugsweise Homosexuelle befällt und Personen, die sexuelle Promiskuität praktizieren. Die Vogelgrippe, so wurde berichtet, kam aus einer kleinen Farm in China, wo Menschen und Tiere auf engem und schmutzigem Raum zusammenleben!"

Dass man auf Reisen in exotische Länder idealerweise kein Speiseeis isst und Eiswürfel, die nicht aus Trinkwasser hergestellt wurden, vermeidet, ist bekannt.

Am besten illustriert das ein englisches Sprichwort:

"Cook it, boil it, peel it or forget it!"
(Koch es, gare es, schäle es oder vergiss es!)

Lebensmittel verderben in heißen Ländern naturgemäß schneller und Salat sollte man deshalb meiden, weil dieser oft mit normalem Wasser und nicht mit Trinkwasser gereinigt wurde und oft auch entsprechende Düngerückstände für eine gesundheitliche Gefährdung verantwortlich sein können.

Weiters hilft das Beobachten von lokalen Essensritualen, wie z. B. dass in China vor dem Essen kleine Chili-Stücke, die in einer Sojasauce serviert werden, zu sich genommen werden.

Die Regel „Je schärfer man isst, umso besser für das Verdauungssystem" stimmt definitiv!

Dennoch haben mir etwa meine chinesischen Geschäftspartner bei meinen vielen Aufenthalten in China immer geraten, bspw. keine Schlangen zu essen, da diese Bakterien in sich tragen, die unser Immunsystem nicht gut verträgt, und ich habe mich daran gehalten.

So gesehen sollten wir fremde Länder genießen, aber gleichzeitig berücksichtigen, wie Helene Karmasin es ausdrückt, dass viele dieser „fremden Substanzen, wie Bakterien, Viren, Bazillen, Mikroorganismen, Antikörper, Pollen etc. ... ‚fremd' sind, von außen, aus einer gefährlichen, räumlich oder personal gedachten, Außenwelt/ Fremde kommen"!

Damit erkennen wir einmal mehr, dass man zwar heute sehr schnell mit dem Flugzeug Kontinente verbinden kann, diese Verbindungen aber auch von Bakterien, Viren und Sporen sozusagen „benützt" werden.

Eine professionelle, medizinische Betreuung und Beratung vor einer Reise und durchaus auch danach ist ebenso wichtig wie die Art und Weise der lokalen Lebensmittelzubereitung. Nicht immer ist der rasche, lockere Imbiss am Straßenrand eine Empfehlung.

Qualifizierte Impfungen können schützen, diese ersetzen aber keinesfalls ein qualifiziertes, hygienisches Verhalten vor Ort, insbesondere eine kritische Betrachtung der lokalen Wasserqualität.

Sauberes Wasser sollte zwar, wie Kofi Annan sehr klar ausführt, „ein Grundrecht" sein, aber wie wir täglich beobachten können, sind die Grundrechte auf unserem Planeten keinesfalls gleichmäßig und fair verteilt.

HYGIENE IM ÖFFENT- LICHEN RAUM

Wasser und Müll. Die zwei zentralen Dimensionen in der Hygiene einer Stadt.

Ein kleiner historischer Exkurs zeigt uns schonungslos jene Fehler auf, die wir teils aus Unwissenheit, teils aber in der Neuzeit durch die Brille der Profitgier betrachtet, begangen haben und durchaus auch heute noch begehen. Gerade wenn man als Wiener bzw. Österreicher beginnt, über unsere Landesgrenzen ein wenig hinauszuschauen.

Speziell wenn man in einer Stadt wie Wien lebt, wo das „Mineralwasser" sozusagen aus der Wasserleitung kommt, wird uns eigentlich nur auf Reisen bewusst, welchen „Luxus" wir tagtäglich genießen.

Wasser stand schon immer im Zentrum der Hygiene, speziell wenn es um größere Ansiedlungen, Städte ging. Speziell der Aspekt der „Belagerung" einer Stadt durch „Feinde" und damit das Problem, dass man von einer eingerichteten „Versorgung" abgeschnitten wird, war zu dieser Zeit natürlich ein strategisches Problem.

Bereits Aristoteles widmete sich dieser zentralen Frage:

> „Eine gut geplante Stadt soll so weit als möglich eine Menge an Quellen und sonstigem Wasser besitzen. Ist dies nicht der Fall, muss man es durch die Anlage großer und zahlreicher Zisternen für das Regenwasser ersetzen, sodass es nie an Wasser mangelt, wenn man durch Feinde vom offenen Land abgeschnitten sein sollte. Zudem hängt die Gesundheit der Einwohner zum einen von einer guten Lage und Orientierung des Ortes ab, zum anderen aber auch vom Vorhandensein guten Wassers, und man darf diesen Punkt keineswegs vernachlässigen."
>
> *Vgl.: VO Kulturgeschichte: Leben am Wasser, leben mit dem Wasser,*
> *© Christian Rohr 2004*

Die heute immer wieder zitierte Frage der Verteilungsgerechtigkeit des Wassers war ebenfalls bereits bei den alten Griechen ein Thema, und Platon (nach C. Rohr) hat in dieser Frage klar Stellung bezogen:

„Jedermann kann das Wasser aus natürlichen Flussläufen über seinen Grund und Boden ableiten, solange er dadurch nicht den Abfluss einer anderen Privat-Ableitung abschneidet. Bei Wasserknappheit hat er bis zur nächsten, undurchlässigen Tonschicht zu graben. Findet er kein Wasser, so hat er das Recht, Wasser für seinen Haushalt von Nachbarn zu erhalten. Wenn auch des Nachbarn Wasserversorgung begrenzt ist, so hat er Anspruch auf eine vom Wasseraufseher bestimmte Menge!"

Und auch die „Verschmutzung" wurde bereits klar geregelt:

> „Wer mit Absicht das Wasser eines Flusses oder eines Speichers verschwendet oder verschmutzt (durch Vergiften, Abgraben oder Diebstahl), hat Strafe in Höhe des Schadens zu leisten. Wer Wasser verschmutzt, hat es auch zu reinigen."
> *Ebenda*

Dass es in der Frage der redlichen und ordentlichen Behandlung des Wassers selbst im 14. Jhdt. noch keine wesentliche Einstellungsveränderung in der breiten Bevölkerung gegeben hat, zeigt die Nürnberger Polizeiordnung aus dem 14. Jhdt.

> „Es ist auch zur Satzung erhoben worden,
> wer der ist, der den Brunnen am Milch-
> markt verunreinigt, darin seine Wäsche,
> Hände oder Füße wäscht, der soll geben
> 2 Schilling Heller. Und wer das sieht,
> der soll ihn pfänden, wenn er will, und
> soll das Pfand dem Pfänder (einem städ-
> tischen Amtsträger) geben. Der soll ihm
> dann geben 4 Heller für das Pfand."

*Vgl.: Christian Rohr, Ein schmutziges Mittelalter? Hygienische Probleme
in mittelalterlichen Städten und Burgen, 2008*

Obwohl bereits bei den Griechen und in der Folge im Römischen Reich ein großes Augenmerk auf die perfekte Versorgung einer Siedlung, einer Stadt mit Wasser gelegt wurde und auch körperliche Hygiene einen wesentlichen Bestandteil der gesellschaftlichen Routine darstellte – man denke nur an die Anlage von Thermen in nahezu jeder größeren römischen Siedlung – gerieten dieses Wissen und Verhalten im Mittelalter komplett in Vergessenheit.

Gerade die Verunreinigung der Brunnen, die die einzige Trinkwasserversorgung sicherstellten, war sehr oft auf entsprechend unhygienisches Verhalten der Bevölkerung zurückzuführen.

Lassen Sie uns für einen raschen Vergleich in die Jetztzeit springen:

Mittlerweile gibt es viele moderne „Brunnen"! Es werden ja Wasserspender in Arztpraxen, Krankenhäusern, Altersheimen, Apotheken, Arbeits- und Kindertagesstätten aufgestellt. Sie sind meist als kostenlose Serviceleistungen für den Verbraucher gedacht.

Bei falscher Handhabung können diese Spender aber zu einem Gesundheitsrisiko werden, insbesondere für Menschen mit einem schwächeren Immunsystem, wie Kranke, Alte und Kinder.

„Insbesondere durch lange Standzeiten, Sonneneinstrahlung, Raumtemperatur, mangelnde Reinigung und Desinfektion der Geräte können sich im Wasser, in den Zapfvorrichtungen sowie im Abfüllsystem Bakterien sammeln."

Bundesinstitut für Risikobewertung, zitiert im „Stern", 15. 12. 2012

Wie schon die Landesuntersuchungsanstalt für das Gesundheits- und Veterinärwesen des Freistaates Sachsen festhält, „fällt die Abgabe von Wasser aus Wasserspendern unter lebensmittelrechtliche Vorschriften. Damit ist jeder, der solches Wasser an Verbraucher bzw. Patienten abgibt, als Lebensmittelunternehmen für die gesundheitliche Unbedenklichkeit des Wassers verantwortlich."

Laut einem Bericht des „Stern" gab es 2012 eine Untersuchung des Bundesinstitutes für Risikobewertung (BfR) und es wurden Proben von 799 Wasserspenden in Deutschland gezogen.

„Den untersten Grad der Anständigkeit gibt die Trinkwasserverordnung vor", sagt Lüppo Ellerbroek vom BfR. Höchstens 100 Keime dürfen laut der Verordnung in einem Milliliter Trinkwasser zu finden sein, bestimmte Mikroben, beispielsweise Fäkalkeime, sind gar nicht zulässig. Aber diesen „untersten Grad der Anständigkeit" unterschritt (!) mehr als ein Drittel der getesteten Wasserspender: Die Tester beanstandeten 291 der 799 Proben.

„Allein diese Zahlen haben mich erschüttert. Hier stehen wir vor einem erheblichen lebensmittelhygienischen Problem", sagt Ellerbroek. In einigen Proben seien bis zu 250.000 Keime gefunden worden.

Zurück ins Mittelalter, wo nicht nur das Brunnenwasser durch ein nicht ordnungsgemäßes Verhalten der Bevölkerung verunreinigt wurde und so Krankheiten auslöste.

Eine weitere Quelle war die Lage der Friedhöfe. So war es bis in das 19. Jhdt. üblich, Friedhöfe um Kirchen anzulegen, was ebenfalls nicht zur Hygiene des Grundwassers in einer Ansiedlung beigetragen hat.

So war es bspw. Napoleon, der bei seiner Einnahme von Venedig die Friedhöfe um die unzähligen venezianischen Kirchen schließen ließ und die „Friedhofsinsel San Michele" initiierte. Des Weiteren ließ er die verseuchten Brunnen schließen, was den wichtigen Nebeneffekt hatte, dass auch die Versandung der Lagune durch die Nichtentnahme des Brunnenwassers verlangsamt werden konnte.

Während also die persönliche Hygiene, speziell im Hochmittelalter, durchaus einen hohen Stellenwert hatte und man einem Gast auf einer Burg oder einem Herrenhaus „ein Bad zubereitete ... und man für gewöhnlich im Schlafzimmer badete" (S. Friedli), wurden selbst für das einfache Volk sogenannte Badehäuser errichtet.

> „So ließen sich Männer wie Frauen je nach Stand mit warmem Wasser begießen oder sich einen Bottich herrichten. Auch das Schwitzbad, bei dem heiße Steine mit Wasser übergossen wurden, war bereits bekannt. Der zuständige Bader war nicht nur für das Baden selbst zuständig, sondern auch für verschiedenste medizinische Behandlungen."
>
> *Vgl.: Sarah A. Friedli, Körperpflege und Hygiene im Mittelalter, suite101.de, 4.7.2013*

Die Badehäuser dienten aber „keineswegs alleine zur Reinigung des Körpers, sondern sie stellten vielmehr einen Ort des Vergnügens dar. Dies einerseits durch die Geselligkeit. Des Weiteren auch durch Essen, Trinken und Musik. Die Bademägde waren überdies nicht nur beim Bad behilflich, sondern bereiteten den Herren auch anderweitig Vergnügen, was den Badehäusern unweigerlich einen zweifelhaften Ruf und das Missfallen der Kirche einbrachte. Diese bewirkte im 15. Jahrhundert eine strenge Trennung von Männer- und Frauenbädern. Nur wenig später ging die Badekultur zu Ende. Einerseits dürfte die Kirche dafür verantwortlich sein, andererseits breiteten sich Seuchen wie Pest und Syphilis aus, wobei Kranken der Zutritt in die Badeanstalten erst spät verwehrt wurde. Dies führte zu einem Rückschlag im Hygienebewusstsein."

„Während der Renaissance und Barockzeit wurde das Wasser gar als Überträger von Krankheiten angesehen, woraufhin sich die Bevölkerung mit einer dicken Schmutz-schicht zu schützen versuchte."

Ebenda

Einmal mehr sieht man auch an diesen Beispielen, welche zentrale Rolle sauberes, hygienisches Wasser in unserer Gesellschaft spielt. So gab es in der Renaissance noch den Beruf der Wasserträger, die Privathäuser mit Wasser versorgten, welches in großen Eimern und Bottichen herbeigeschafft wurde.

Ein weiteres Problem jeder größeren Ansiedlung stellt die Entsorgung des anfallenden Mülls dar. Dabei geht es nicht nur um die Entsorgung des Hausmülls, sondern auch um die Entsorgung des Mülls von Gewerbebetrieben, Fleischhauern usw.

Speziell die Entsorgung von Tierkadavern war im Mittelalter ein Problem, welches etwa die Stadt Nürnberg wie folgt zu regeln versuchte:

> „… wenn ein Vieh stirbt, soll man das (die Kadaver) führen zwei Bogenschüsse weit vor die äußersten Zäune der Stadt und solle es da eingraben einen Schuh tief unter die Erde. Und wer dies nicht tut, dessen Vieh tot ist, der gibt je Tier ein halbes Pfund Heller!"

und

> „Es ist auch verordnet, wer Mist an die Straße trägt und ihn länger als vier Tage liegen lässt, so soll er für jeden weiteren Tag 60 Pfennige als Buße geben; und wer den Mist fortnimmt, der hat daran keine Missetat getan, es sei in der Stadt oder Vorstadt.
> Auch ist verordnet worden, dass niemand Mist vor der Stadt niederlegen oder anhäufen soll, es sei denn drei Rossläufe vor der Vorstadt, bei der bereits genannten Buße."

Vgl.: Christian Rohr, Ein schmutziges Mittelalter? Hygienische Probleme in mittelalterlichen Städten und Burgen, 2008

Dass wir heute in einer Stadt wie Wien eine „perfekte Mülltrennung" praktizieren und ebendiese Mülltrennung bereits in der Volksschule diskutiert wird, hat dazu geführt, dass die Einstellungsveränderung zur Mülltrennung bzw. – was noch wichtiger ist – zur Müllvermeidung seitens der Kids in die Familien getragen wird. Denn „Einstellungen zu verändern" ist, wie Helene Karmasin in vielen ihrer Bücher ausführt, eine „langfristige und langwierige

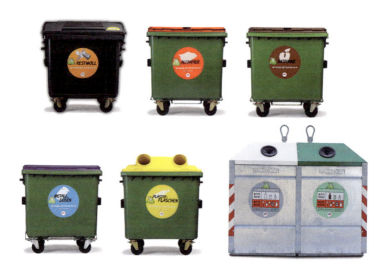

Kommunikationsaufgabe", etwas, was durchaus generationenüber-
greifend zu sehen ist.

Kommen wir zu einem weiteren, zentralen Punkt in der Hygiene
einer Stadt: der Verschmutzung von Flüssen und Seen bzw. natürlich in der Folge unserer Meere durch die Industrialisierung.

Was „im Kleinen" wie in Nürnberg noch durch Verordnungen zu
regeln war, stellt sich in unserer globalisierten Welt zunehmend als
ein vernetztes Problem dar, das uns alle betrifft.

Begonnen hat dies durch die Industrialisierung im 19. Jahrhundert, (C. Rohr:) „… es nahm auch die Verschmutzung der Flüsse,
Seen und Meere durch Abwässer stark zu. Daraus entwickelte sich
am Ende des 19. Jhdts. eine Debatte, ob der wirtschaftliche Nutzen
der Industrialisierung oder einigermaßen saubere Abwässer höher
zu bewerten seien. Sehr einseitig äußerte sich etwa der an der Tech-
nischen Hochschule Berlin-Charlottenburg tätige Chemiker Konrad
Juritsch (1846–1917) in einem 1890 veröffentlichten Gutachten über
die Verunreinigung der Gewässer durch die Industrie:

‚Es hat sich herausgestellt, dass für ganz Deutschland der wirtschaftliche Wert der Industrien, welche Abwässer liefern, ca. tausendmal größer ist als der Wert der Binnenfischerei in Seen und Flüssen, also sicher mehr als tausendmal größer als der Wert der Flussfischerei …
Haben sich an einem kleinen Fluss … so viele Fabriken angesiedelt, dass die Fischzucht in denselben gestört wird, so muss man dieselbe preisgeben. Die Flüsse dienen dann als die wohltätigen, natürlichen Ableiter der Industrieabwässer nach dem Meere …
Es liegt daher im wohlerstandenen Interesse eines jeden armen Landstriches, das Aufblühen der Industrie zu fördern, selbst auf Kosten der Fischerei.'"

Konrad Juritsch, Gutachten „Die Verunreinigung der Gewässer" (1890); zitiert nach Stephan Schmal, Umweltgeschichte. Von der Antike bis zur Gegenwart, Bamberg 2001, nach Christian Rohr.

Ein Gutachten, welches den bekannten Satz „Wir lernen nicht aus unserer eigenen Geschichte!" unterstreicht und bspw. die Frage aufwirft, auf Basis welcher Gutachten heute das „Fracking" in den USA betrieben wird. Werden wir in 50–100 Jahren mit einer ähnlichen Entwicklung und Erkenntnis konfrontiert? Sind wir dabei, wesentliche Grundpfeiler unserer Hygiene und damit Gesundheit – sauberes Wasser – auf Kosten eines kurzfristigen Profits zu opfern?

Dass eine Vielzahl von gebildeten Chinesen heute das Land verlassen würde, wenn sie sich eine solche Übersiedlung politisch und wirtschaftlich leisten könnten, ist eine bekannte Tatsache.

Ich wurde selbst vor rund 25 Jahren, gemeinsam mit meinem chinesischen Partner, der in Hongkong lebt und in den USA bzw. UK Textile Engineering studiert hatte, Zeuge der „einfachen Entsorgung" von Farbstoffen in einer Sportswear-Fabrik. Wir hatten eine längerfristige Kooperation mit einer Fabrik in Chongqing, Sichuan unterfertigt und wir flogen zur Eröffnung, dem Start dieser neuen Produktion, die als State of the Art errichtet wurde, vor Ort.

Nachdem man mir die neue Fabrik, die Arbeitsbedingungen etc. gezeigt hatte, wollte ich die Färberei sehen, insbesondere die Kläranlage, die ein wesentlicher Bestandteil unserer Vereinbarung war. Man zeigte mir die Kläranlage, die zu meiner Überraschung nicht in Betrieb war, sondern die Abwässer wurden, wie zu Beginn unserer Industrialisierung, einfach ungeklärt in den neben der Fabrik vorbeifließenden Fluss geleitet. Mit dem fadenscheinigen Argument, „dass sich einige Bestandteile in der Anlieferung verzögert hätten, aber man in der kommenden Woche mit der Kläranlage bereits arbeiten werde"!

Es blieb uns nichts anderes übrig, als eine Woche später einen Besuch einzuplanen, um diesen Arbeitsschritt sicherzustellen, und dennoch mit dem unangenehmen Gefühl abzureisen, was ohne unsere strikten Kontrollen passiert. Wir sind auch in der Folge öfters unangemeldet vor Ort aufgetaucht, um das Funktionieren laufend zu überprüfen. Gott sei Dank ohne gröbere Beanstandungen.

Und nun zum Thema Lebensmittel im öffentlichen Raum: Einer jener öffentlichen Räume, die wir mindestens zwei bis drei Mal pro Woche aufsuchen, ist der Supermarkt. Unter dem Titel „Viren im Angebot" widmete die kritische „Fachinformation für Handel und Industrie", das „Key Account", diesem Thema Anfang Februar 2013 seine Titelstory:

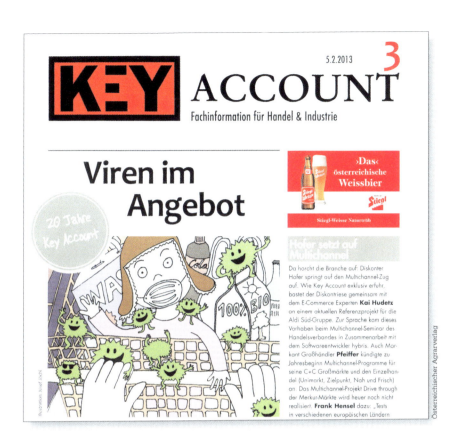

Illustration: Josef JÖCHL

Österreichischer Agrarverlag

Das Thema wurde mit dem Auftauchen der Noroviren-Grippewelle in den Medien übernommen und es wurde originell darauf hingewiesen, dass beim Auftauchen solcher Meldungen „Hände gewaschen werden, da gibt man sich freiwillig die Impfungsnadel, da nimmt man in Öffis Reißaus vor dem hustenden Sitznachbarn. Offenbar gruseln wir uns am meisten vor dem, was sich unsichtbar auf dem stillen Örtchen tummelt. Deshalb wird am Häusl gewienert und geschrubbt, was das Zeug hält. An anderen Stellen nimmt man es eher nicht so genau!" (Key Account, 5. 2. 2013)

Besonders spannend wird es dann, wenn neben dem Kühlschrank und der Computertastatur plötzlich der Einkaufswagen auftaucht …

„Die verursachenden Rhinoviren, die den grippalen Infekt auslösen, überleben auf den Griffen der Einkaufswägen 24 Stunden. Umso verwunderlicher, dass die Händler deren Reinigung nicht ganz im Griff haben."

Key Account ebenda

Aufgrund der hohen Kundenfrequenz gehören natürlich Verbraucher- und Supermärkte mit einigen hundert bis zu mehreren tausend Kunden pro Tag zu jenen Kontaktpunkten im öffentlichen Bereich, wo problemlos Übertragungen stattfinden können. Die Griffe der Einkaufswagen und die weiteren Kontaktflächen bei den Kühlflächen werden hier angeführt.

Ein weiterer zentraler Punkt, der seitens Key Account angeführt wird, ist der „Einweghandschuh in der Bedienung". Natürlich ist es eine Illusion und in der Praxis nicht handhabbar, wenn man erwartet, dass der Einweghandschuh auch tatsächlich pro Kunde und durchgeführter Arbeit nur einmal verwendet wird. Aber wie bereits an anderer Stelle angeführt, sollte das Personal genau wissen, welche Produkte damit angefasst werden dürfen und wann der Wechsel eines Einmalhandschuhs sehr wohl angebracht ist. Wie ich im Kapitel „Spital" ausführen werde, sind selbst medizinische Einweghandschuhe keinesfalls dauerhaft dicht, sondern jeder dritte Handschuh wies Risse nach bspw. einer zahnmedizinischen Anwendung auf!

Spannend auch die Tatsache, dass „die Lebensmittelverordnung 1998 erstmals definiert:

‚Der Inhaber oder Geschäftsführer eines Lebensmittelunternehmens hat die für die Lebensmittelsicherheit kritischen Punkte im Prozessablauf festzustellen und dafür Sorge zu tragen, dass angemessene Sicherheitsmaßnahmen festgelegt, eingehalten und

überprüft werden, und zwar nach ... bei der Ausgestaltung des HACCP-Systems (Hazard Analysis and Critical Control Points – Gefahrenanalyse und kritische Kontrollpunkte) verwendeten Grundsätzen.'
Ziel ist es, dem Konsumenten ein hygienisch einwandfreies Lebensmittel zur Verfügung zu stellen ... Was aber bspw. die Berufsbekleidung der Mitarbeiter betrifft, existieren hier allerdings keine vorgegebenen Normen!"

A. Philipp

Dass das Personal in einem Supermarkt allein im Bereich der Hygiene eigentlich eine Reihe von Putz-, Reinigungs- und Desinfektionsaufgaben wahrzunehmen hat, zeigt das nachstehende Schaubild eindrucksvoll:

SUPERMARKT-PUTZPLAN

■ **Feinkost**
Regelmäßige Reinigung und Desinfektion, Temperaturkontrolle, Verwenden von Arbeitskleidung, Kopfbedeckung und Einweghandschuhen. Ordnungsgemäße Kühlung. Nach Schichtwechsel Reinigung der Arbeitsgeräte. Am Abend zusätzliches Auseinandernehmen und Pflege der Messer, Schlitten von Wurstmaschinen, der Scheiben und der Vitrine selbst.

■ **Obst und Gemüse**
Verdorbene Ware aussortieren. Desin-

fizierte Messer fürs Teilen verwenden. Kontrolle der Sauberkeit der Waage, des Bodens, der Umgebung.

■ **Anlieferung**
Transportzonen dürfen keine Müllhalde sein. Nur von außen begehbar. Temperaturkontrolle (Kerntemperatur), Kontrolle der Ware auf einwandfreien Zustand. Reinigung von verschmutzten Wägen, auf saubere und unverletzte Verpackung, auf Haltbarkeitsdatum, auf eingehaltene Kühltemperaturen und rasches Weiterkühlen achten.

Key Account, 5. Februar 2013

Damit sollte keine unnötige Angst bei Ihrem nächsten Supermarktbesuch aufkommen, denn gerade Länder wie Österreich und Deutschland sind Vorreiter, was die Hygiene in einem Supermarkt betrifft, aber eine gewisse Wachsamkeit und Informiertheit, wie sich bestimmte Zusammenhänge darstellen, hat noch nie geschadet.

> „Auch wenn wir die Supermärkte verlassen und uns die Industrie oder selbst eine Kfz-Werkstätte ansehen, existieren hier in puncto hygienischer Berufsbekleidung keine dezidierten Vorgaben!"

A. Philipp

Was im privaten Bereich lästig ist, stellt in einer Stadt oft ein öffentliches Ärgernis dar: die öffentlichen Toiletten.

Vorbildlich, wie die Stadt Zürich dieses heikle Thema behandelt: Einige dieser Anlagen in Frequenz-Lagen werden laufend betreut, die übrigen zweimal pro Tag gereinigt.

Auf der übergeordneten Ebene einer Stadt zeigt sich somit einmal mehr, wie viele Faktoren einwandfrei funktionieren müssen und dass eine perfekte Hygiene ohne das Zusammenspiel von sauberem, hygienischem Wasser, verbunden mit einer umfassenden Müllentsorgung und einer professionellen Behandlung der Abwässer auf der einen Seite und professionellen Unternehmen, speziell jenen, die sich laufend mit dem Handling von Lebensmitteln beschäftigen, auf der anderen Seite nicht funktionieren kann.

Speziell die Vielzahl der Textilien, mit denen wir an unterschiedlichen Orten in eine sehr intensive Berührung kommen, sollte nicht unterschätzt werden.

Und schlussendlich sollten wir uns auch an der unglaublichen Weitsicht unserer Stadtväter speziell in Wien freuen, denn gerade beim Schreiben dieses Buches wurden Deutschland und Österreich von einem Hochwasser heimgesucht, von dem bspw. Wien verschont wurde, weil hier die Donauinsel als Überschwemmungsgebiet und Hochwasserschutz errichtet wurde.

Auch unsere Hochquellenwasserleitungen sind mehr als hundert Jahre alt und versorgen uns täglich mit einer Wasserqualität, die es in anderen Ländern nicht einmal abgefüllt in Flaschen gibt.

Allesamt Investitionen in unsere langfristige Hygiene, in unsere Lebensqualität, die im heute üblichen Quartalsdenken und kurzfristigen Profitdenken eigentlich keinen Platz hat.

Und gerade deshalb sollten wir gegenüber dem normalen Schmutz in einer mitteleuropäischen Stadt keine übertriebene Sorgfalt walten lassen, denn unsere Immunabwehr ist ...

„... auf eine schmutzige Welt eingerichtet. Weil sie sich gemeinsam mit Krankheitserregern entwickelt hat, brauchen wir auch einen ständigen Austausch und Umgang mit Bakterien, Pilzen, Viren und Dreck, um sie zu trainieren. Dass heute immer mehr Menschen unter Allergien leiden, ist vermutlich auch darauf zurückzuführen, dass wir zu wenig Berührung mit Fremdstoffen haben!"

ZEIT Online, Stefan Klein, 6. März 2013

Das, was wir brauchen, ist, wie oft im Leben, eine sinnvolle Balance und keine überzogenen Reaktionen, wobei gerade ein sauberes, hygienisches Wasser eine, wenn nicht sogar die zentrale, Rolle für unsere zukünftigen Weltstädte spielen wird, um die laufende Migration in die großen Städte zu verarbeiten.

Was für unseren privaten und beruflichen Bereich eine immer größere Bedeutung bekommen hat, sind Klimaanlagen. Wir Mitteleuropäer verbringen „rund 80 % unserer Lebenszeit in geschlossenen Räumen, einen Großteil davon am Arbeitsplatz". (Peter E. Häfliger, ASHRAE, Spektrum der Gebäudetechnik, 6/2001)

Während vor zehn, fünfzehn Jahren eine Klimaanlage in einem Mittelklasse-PKW nur mit Aufpreis zu haben war, ist diese heute in den meisten Kleinwägen bereits Standard.

Viele moderne Wohnungen und vor allem Büros sind heute standardmäßig ebenfalls mit Klimaanlagen ausgestattet.

Gerade Klimaanlagen stehen aber sehr oft im Zentrum der Kritik, sie gelten als „Bakterien-Schleudern", wie die „Frankfurter Allgemeine" (FAZ) in einem Artikel ausführt:

> „Klimaanlagen begegnen uns überall, speziell auf Reisen. Prinzipiell gilt: Nur die wenigsten Geräte sind schädlich. In erster Linie sind es alte, schlecht gewartete Systeme, bei denen eine gesundheitliche Gefahr besteht. Sie dienen als Bakterienschleuder und verbreiten Keime, Schimmelpilze und Mikroorganismen, die sich in den Befeuchterbecken hervorragend vermehren können."

Frankfurter Allgemeine, 12. 8. 2012

„Zu erkennen sind verschmutzte Klimaanlagen an ihrem muffigen Geruch. Oft hilft auch ein Blick in das Innere des Systems. Sind die Lamellen verstaubt und läuft die Anlage nicht rund, dann ist möglicherweise Gefahr im Verzug. Nur in den seltensten Fällen kommt es allerdings zur Ansteckung mit lebensbedrohlichen Krankheiten, wie der von Legionellen verursachten Legionärskrankheit. Meist ist eine einfache Erkältung das Resultat. Erste Symptome sind trockene Schleimhäute, Halsweh und Kopfschmerzen." (FAZ)

Neben Klimaanlagen sind sehr oft auch Befeuchtersysteme im Einsatz, die bei nicht sachgemäßer Reinigung ebenfalls zu einem Verteiler von Bakterien und Schimmelpilzen werden.

> „Nicht selten leiden die Nutzer von klima-
> tisierten Räumen aber unter Symptomen, die
> nicht eindeutig einer Krankheit zuzuordnen
> sind. Vielmehr scheint das Gebäude die Men-
> schen krank zu machen. Dieses Phänomen wird
> als ‚Sick Building Syndrome' bezeichnet."

FAZ ebenda

Laut „biomess Ingenieurbüro" sind es „speziell die Filter, die für eine funktionierende und keimarm arbeitende RaumLuftTempe-ratur-Anlage (RLT) zentral sind.

Zu einer Hygiene-Inspektion gehört eine Begehung der Anlage und der von ihr versorgten Räume unter Hinzuziehung des zustän-digen Betriebsarztes.

Während der Inspektion werden die physikalischen Klimapara-meter (Temperatur, Feuchtigkeit, Luftgeschwindigkeit) an reprä-sentativen Stellen der RLT-Anlage und in den versorgten Räumen gemessen. Bei Anlagen mit einer Befeuchterkammer erfolgt weiter-hin eine Kontrolle des Gesamtkeimgehaltes an Legionellen. Einige Räume werden auf den Sporenausstoß (Schimmelsporen) und die Gesamtkeimanzahl der Anlage in die Raumluft hin gemessen."

Für alle Experten ist eine perfekte Unterstützung eines gesun-den Raumklimas eine einfache Binsenweisheit unserer Großmütter: häufiges Lüften der Räume. Das zeigt auch, warum in Gebäuden, in denen man aufgrund einer Klimatisierung die Fenster nicht öff-nen kann, sich dieses „Sick Bulding Syndrome" bilden kann. Nicht nur als Raucher sollten Sie daher das Gebäude mehrmals am Tag verlassen, um gezielt zu frischer Luft zu kommen, sollte ein solcher Luftaustausch durch das Öffnen der Fenster nicht gewährleistet sein.

Entscheidend bei jeder Wartung einer Klimaanlage – und das ist auch für den eigenen PKW eine klare Empfehlung – ist die laufen-de Reinigung bzw. der Austausch der eingesetzten Filter. Nachdem dieser Punkt nicht bei jedem Werkstattbesuch automatisch auf der Service-Agenda steht, sollte man diesen bewusst einfordern. Diese Kosten sind gut investiertes Geld in Ihre Gesundheit.

Gerade bei der Autoklimaanlage sollte man einige weitere Aspekte beachten:

„Nicht nur weil man sich ob der Temperaturunterschiede von drinnen und draußen schnell erkältet. Der künstliche Belüfter im Wagen kann auch gefährliche Gifte freisetzen, vor allem bei neueren Wagen oder frisch in den Dienst gestellten Leihautos. Durch die Wärme lösen sich in den Armaturen Gase und Lösungsmittel, die über die Klimaanlage verteilt werden.

Tipp: Nach längerem Parken in der Sonne die Klimaanlage niemals direkt einschalten, sondern warten, bis sich die Armaturen etwas abgekühlt haben."

FAZ ebenda

Eine Studie von A. D. Little aus 2011, bei der die 88 größten Städte der Welt hinsichtlich ihrer Mobilität untersucht wurden, hat man auch auf Daten der „UN Population Division" zurückgegriffen. Diese Studien zeigen sehr klar, dass das Wachstum unserer Menschheit von derzeit rund 7 auf rund 9 Mrd. Menschen bis 2050 im Wesentlichen in und um die großen Städte stattfinden wird, d. h. es wird keine leichte Aufgabe, 2 Mrd. mehr Menschen hygienische Lebensbedingungen in diesen Zentren zur Verfügung zu stellen.

Ein Grund mehr, sich mit Hygiene insbesondere im Kontext unserer Städte besonders intensiv zu beschäftigen, und die Frage einer hygienischen Wasserversorgung, sauberer Luft in der Stadt und in den Gebäuden („Klimatisierung!") zusammen mit einem umfassenden Müllmanagement werden neben der energetischen Versorgung und emissionsarmen Mobilität DIE zentralen Faktoren für eine lebenswerte Stadt sein.

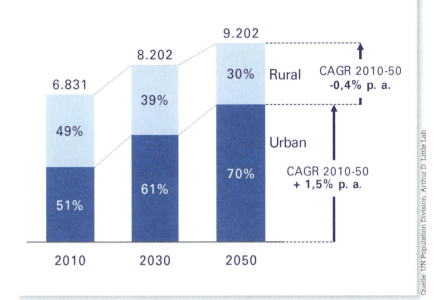

71

ZWISCHEN ROMANTIK UND REALI-TÄT – DIE MODERNE LEBENSMIT-TELPRODUK-TION

Schon meine Großmutter sagte mir immer: „Du bist, was du isst!"

N achdem unsere Ernährung einen der vier zentralen Grundpfeiler unserer Gesundheit darstellt, ist speziell die Hygiene in der Lebensmittelproduktion vor dem Hintergrund der weltweiten Bevölkerungsexplosion und der damit verbundenen laufenden Ausweitung der Kapazitäten in unseren Massenproduktionen, -tierhaltungen etc. ein Aspekt, der uns in den vergangenen drei Jahrzehnten extrem verunsichert hat. Zu groß und zu vielfältig waren die Skandale. Grund genug, diesem Aspekt ein eigenes Kapitel zu widmen. Guten Appetit.

Ich habe mir einmal die Anzahl der wirklich großen Lebensmittelskandale in Deutschland und Österreich seit Mitte der 80er Jahre angesehen und ich bin bis zur Drucklegung auf rund 16 große, teilweise lebensbedrohliche Skandale gestoßen:

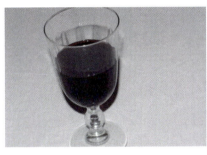

1985:
Frostschutzmittel im Wein

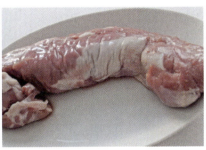

1993:
Gammelfleisch

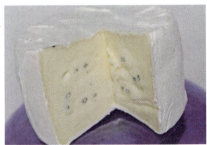

2010:
Listerien im Käse

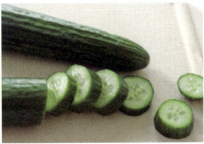

2011:
EHEC-Erreger im Gemüse

Symbolfotos: Corina Rusa (4)

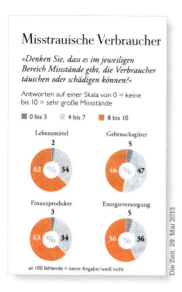

Misstrauische Verbraucher

»Denken Sie, dass es im jeweiligen
Bereich Missstände gibt, die Verbraucher
täuschen oder schädigen können?«

Antworten auf einer Skala von 0 = keine
bis 10 = sehr große Missstände

▪ 0 bis 3   ▪ 4 bis 7   ▪ 8 bis 10

Lebensmittel
2
62 % 34

Gebrauchsgüter
5
46 % 47

Finanzprodukte
3
63 % 34

Energieversorgung
5
56 % 36

an 100 fehlende = keine Angabe/weiß nicht

Die Zeit, 29. Mai 2013

Lebensmitteln und Finanz-
produkten werden sehr große
Missstände unterstellt

8. MAI 2013 **DIE ZEIT** Nº 20

QUENGEL-
ZONE

»Verbesserte Rezeptur«

MARCUS ROHWETTERS
unentbehrliche Einkaufshilfe

Lebensmittelfabrikanten haben es schwer, wenn
sie die Etiketten ihrer Produktpackungen gestalten. Lügen dürfen sie nicht, die Wahrheit sagen
wollen sie nicht. Also mogeln sie sich irgendwie
durch, immer in der Grauzone zwischen An-der-
Nase-Herumführen, Für-dumm-Verkaufen und
Ins-Blaue-hinein-Versprechen.

Sie machen ihren Job dann richtig gut, wenn
sie dem Verbraucher die Verschlechterung eines
Produktes so unterjubeln können, dass dieser sie
für eine Aufwertung hält. Aber – das ist wichtig!
– ohne ihn dabei dreist anzulügen. Das ist die
hohe Schule, und nur echte Meister ihres Fachs
schöpfen Begriffe wie die »verbesserte Rezeptur«.
Diese findet man bei vielen industriellen Fertig-
produkten, etwa bei Nudelsoßen. Oder auf sons-
tiger Mehrkomponentennahrung.

»Verbesserte Rezeptur« klingt erst recht toll,
wenn der Spruch über getrockneten Tomaten,
frischen Kräutern, Hartkäse und Oliven abge-
bildet ist. Hmm, lecker. Kann so etwas Gutes
wirklich noch besser werden? Ja, es kann! Aber
anders als gedacht. Nudelsoßen werden typischerweise verbessert, indem das bislang verwendete
hochwertige Olivenöl durch billiges Pflanzenöl
ersetzt wird. Allerdings nicht vollständig: Ein
klitzekleiner Rest muss drinbleiben, damit vorne
auf der Packung noch »mit echtem Olivenöl«
stehen darf. Dass sich davon nur mikroskopische
Spuren im Glas finden? Geschenkt. Billig muss ja
nicht schlecht sein. Und was nicht schlecht ist, ist
zwangsläufig gut. Auf jeden Fall besser als vorher.

Schon haben wir eine »verbesserte Rezeptur«.
Und alles ganz ohne zu lügen. Sogar eine echte
Verbesserung lässt sich beobachten – in der Ge-
winn-und-Verlust-Rechnung des Herstellers. Die
Kosten sinken nämlich, wenn eine teure Zutat
durch eine billigere ersetzt werden. Wer mag da
noch von Etikettenschwindel reden?

Von Verkäufern genötigt? Genervt von
Werbe-Hohlsprech und Pseudo-Innovationen?
Melden Sie sich: quengelzone@zeit.de

Die Zeit „Quengelzone", 8. Mai 2013

Wenn von einem bestimmten Pro-
dukt heute behauptet wird, dass „die
Rezeptur verbessert wurde", so bedeutet das aus der Sicht vieler Konsumenten, dass man einfach die Rezeptur
„verschlechtert" hat.

Siehe auch dazu rechts eine durchaus originelle Abhandlung zum „kont-
rollierten Anbau" aus DIE ZEIT.

Wie steht es also wirklich um die
„hygienische Qualität" unserer Lebensmittel? Sind es wirklich noch
„Lebens-Mittel", denen wir (wieder)
vertrauen sollten, oder doch nur Nahrungsmittel?

Wir haben dazu Konrad J. Domig
und Wolfgang Kneifel von der Universität für Bodenkultur (BOKU) in Wien
befragt.

Interessanterweise startet ihr Befund nicht mit allgemeinen Aussagen zur Hygiene, sondern sie beziehen sich in erster Linie auf die Massenproduktion, insbesondere die Massentierhaltung und die damit verbundene, sehr oft missbräuchliche Verwendung von Antibiotika.

„Inzwischen besteht allgemeiner Konsens darüber, dass der durch jedweden Einsatz von Antibiotika auf Bakterien ausgeübte selektive Druck als bedeutendste Ursache für die Ausbreitung antibiotikaresistenter Keime angesehen werden kann.

Die unsachgemäße, übermäßige sowie missbräuchliche Verwendung von Antibiotika erhöht die Wahrscheinlichkeit der Resistenzbildung, wobei in den letzten Jahren auch die Lebensmittelkette zunehmend in den Fokus geraten ist. Es gibt daher wachsende Bedenken betreffend die Übertragung von resistenten Bakterien auch entlang der Lebensmittelkette und damit zusammenhängende Querverbindungen zur Medizin sowie zur Veterinärmedizin." (Domig/Kneifel)

Diese „wechselseitige Verknüpfung von unserer Umwelt, Mitwelt und Nachwelt und der gesellschaftlichen Verantwortung existiert für umwelthygienische Schäden, die auf die Verursacher, d.h. auf uns Menschen zurückwirken … Durch Veränderungen der Luft, des Wassers, des Bodens und der Nahrungsmittel, aber auch durch zivilisatorische Einwirkungen wie Lärm und ‚Pferchungsdruck' geraten mit den Menschen auch Haus-, Nutz- und Versuchstiere unter ökologischen Stress. Dies lässt sich am Beispiel der industriellen Intensivtierhaltung, ihrer Veränderung der Fütterung mit humanwirksamen Medikamenten aus der Gruppe der Antibiotika belegen …

75

Zusammenhänge zwischen antibiotikaresisten-
ten Mikroorganismen in der Humanmedizin und
der Antibiotikanutzung durch Tierzucht und
die Bodendüngung sind nachgewiesen."

Franz Sitzmann, Hygiene daheim, 2007

Wenn also Experten durchaus Bedenken hinsichtlich der Übertragung von Bakterien in der Produktion von Lebensmitteln haben, stellt sich naturgemäß die klare Frage, wieso wir eine solche Entwicklung gefördert bzw. zugelassen haben.

Grundsätzlich gab es bereits kurz nach der Entdeckung des Penicillins Hinweise auf eine Resistenzbildung, auf die sich auch Domig und Kneifel beziehen:

„Die Entdeckung der ersten Resistenzphänomene erfolgte allerdings bereits kurz nach dem Bekanntwerden von Penicillin, und Alexander Fleming warnte bereits 1945 davor, dass durch den unbedachten Einsatz von Penicillin resistente Formen von Bakterien selektioniert und diese dann für wesentlich gefährlichere Infektionen verantwortlich werden sein können!"

Aber welche Rolle spielt diese Betrachtung in der modernen Produktion von Lebensmitteln? Dass diese in der Veterinärmedizin gang und gäbe sind, das ist hinlänglich bekannt, aber wussten Sie, dass selbst bei Erkrankungen von Obstbäumen bereits Antibiotika zum Einsatz kommen?

„... aber auch im Pflanzenbau werden antibio-
tische Wirkstoffe mitunter verwendet, um
(wie z.B. im Falle des Feuerbrandbefalls
bei Obstbäumen) die Verbreitung bakterieller
Erkrankungen im Nutz- und Kulturpflanzenbau
einzudämmen!"

Domig/Kneifel

Es steht bei Experten außer Diskussion, dass wir das Wundermittel „Antibiotikum" in allen Bereichen unseres Lebens, von der Human- über die Veterinärmedizin bis in die Agrarwirtschaft, auf allen Ebenen einsetzen und leider – in vielen Fällen – über das Ziel hinausschießen.

Bis 2006 war es bspw. in der EU nicht verboten, Antibiotika in geringen (sogenannten subtherapeutischen!) Dosen in der Nutztierhaltung dem Futter beizumischen, um die Gewichtszunahme der Tiere rascher zu erhöhen.

Auch wenn dieses Verbot in der EU seit über sechs Jahren in Kraft ist, gibt es weiterhin eine Vielzahl von Ländern außerhalb der EU, in denen diese Futterbeigabe bis heute gängige Praxis ist.

Die Schwierigkeit in der Veterinärmedizin bringen Domig/Kneifel perfekt auf den Punkt:

„Anders als in der Humanmedizin, wo der einzelne Patient behandelt wird, stehen die Veterinäre vor der Herausforderung, große Tierbestände aus Gründen des Tierschutzes, der Logistik und der erforderlichen Behandlungseffizienz gemeinsam, im Sinne der sogenannten antibiotischen Abschirmung, medikamentös (mit) zu behandeln, da es unmöglich ist, hunderte bis hin zu zehntausende Tiere einzeln zu kontrollieren und zu betreuen ..."

Die meisten unserer Nutztiere haben leider keinen Vornamen mehr. Das Problem ist die Massentierhaltung:

„Denn gerade diese trägt sehr wahrscheinlich zur Verbreitung sowie zur Selektion von Antibiotikaresistenzen bei. Da sich Krankheiten in großen Tierbeständen auf engem Raum rasend schnell ausbreiten können, werden oft schon Antibiotika verabreicht, noch bevor die eigentliche Ursache festgestellt werden kann, wobei, um einen Behandlungserfolg zu erzielen, meist Breitbandantibiotika anstelle von spezifischeren, auf den Erreger besser abgestimmten Antibiotika eingesetzt werden. Es konnte gezeigt werden, dass die Anwendung von Breitbandantibiotika ebenfalls die Chancen der Resistenzentwicklung von Bakterien erhöht ..."!

Ein weiteres, sehr heikles Feld spricht Christina Peters, Univ.-Prof. für Stammzelltransplantation am St. Anna Kinderspital in Wien, an, die auch Hygiene-Beauftragte dieses Institutes ist:

„Es stehen uns heute hochwirksame Anti-Fungus-Medikamente (gegen Pilzbefall, Anm. d. Autors) zur Verfügung, die wir in der Humanmedizin nur in ganz bestimmten Fällen einer Organtransplantation o. Ä. einsetzen. Es handelt sich dabei um sogenannte ‚Reserve-Medikamente‘, die nur in ganz bestimmten Fällen sehr selten und dann ganz gezielt verwendet werden. Diese Medikamente haben aber zwischenzeitlich Einzug in die Agrarindustrie gefunden, wo sie – wie die oben beschriebenen Breitband-Antibiotika – in Tonnen eingesetzt werden. Diese Medikamente gelangen so in unseren Kreislauf und verlieren in der Humanmedizin ihre Wirksamkeit!“

Weiters wird auch der direkte Verkauf von Antibiotika an die Landwirte kritisiert, wodurch eine weitere, schwerer zu kontrollierende Vergabe von Antibiotika in der Agrarproduktion geschaffen wurde.

Aus diesem Grund legt die WHO auch einen Schwerpunkt – neben dem Einsatz von Antibiotika in der Humanmedizin – auf den Bereich der Landwirtschaft.

So wie schon Otto der Ostfriese vor über zwanzig Jahren den unkontrollierten Einsatz von Östrogenen in Kalbfleisch humorvoll kritisierte:

„… was ist am Kalbfleisch denn des Schöne, doch nicht das Fleisch, die Östrogene! … Der Schniedel schrumpft, der Busen schwillt, schon is er Mamas Ebenbild!“

Da sind in den letzten Jahren die Shrimps-Importe aus Fernost, speziell aus Vietnam, ebenfalls im Volksmund bereits als „Grippe-Vorbeugung“ humorvoll-kritisch kommentiert worden:

„Du bist verkühlt? Iss Shrimps, da sind die Antibiotika schon drinnen!“

Eine Tatsache, die Domig/Kneifel mit folgendem Vergleich untermauern:

78

„Einen schnell wachsenden Produktionszweig stellt die Aquakultur zum Zwecke der industriellen Fischproduktion dar. Es wird erwartet, dass diese Sparte demnächst die wichtigste Quelle für Fisch und Meeresfrüchte für den menschlichen Verzehr darstellen wird. Untersuchungen der WHO zeigen, dass bei dieser Produktionsform der Einsatz von Antibiotika, die noch dazu in sehr unterschiedlichen Mengen eingesetzt werden, eine wichtige Rolle spielt, (z. B. 2 g Antibiotika pro Tonne Fisch in Norwegen im Vergleich zu 700 g/t in Vietnam!)."

„Weiters sollten wir auch nicht außer acht lassen, dass viele Rückstände in und aus unserer Nahrung und damit „ganz erhebliche Mengen an Antibiotika aus der Human- und Veterinärmedizin unverändert ausgeschieden werden und in die Umwelt gelangen, wo sie einen erheblichen Selektionsdruck auf die Bakterienpopulationen (z.B. im Boden, in Oberflächengewässern oder Kläranlagen) ausüben können."

Domig/Kneifel

In diesem Zusammenhang weisen die Experten auch besonders auf die Gefahr der Übertragung von Erregern von Tieren bzw. tierischen Produkten auf den Menschen hin:

„Die hauptsächlichen Bedenken liegen hier in der Entstehung von resistenten Zoonoseerregern (= Übertragung vom Tier auf den Menschen) und der damit zusammenhängenden Bedeutung für die Lebensmittelkette. Hier ist man z. B. mit immer schwieriger behandelbaren Erkrankungen des Verdauungssystems konfrontiert."

Sie sehen also, wie hochkomplex die Zusammenhänge auf unserer kleinen, vernetzten Erde mittlerweile geworden sind und dass es einen großen Unterschied macht, welchen Produkten Sie im Supermarkt Ihre Stimme geben, welche in Ihrem Einkaufskorb landen.

Je länger wir der Illusion des perfekten, hochqualitativen Lebensmittels zu einem extrem niedrigen Preis erliegen, umso mehr wird der Druck bei den Herstellern wachsen, aus einem Minimum an Input ein Maximum an Output zu generieren und immer an oder sogar über der Grenze der Legalität zu operieren. Noch dazu wo diese „Grenze der Legalität" speziell außerhalb der EU viel weiter gesehen und definiert wird, als uns recht sein kann.

Und auch in der Lebensmittelproduktion ist

„... die Problematik der Antibiotikaresistenzen weder neu noch umkehrbar, allerdings durch strikte Kontrolle des Antibiotikaeinsatzes steuerbar. Der quantitative Beitrag der Lebensmittelwirtschaft bleibt dennoch unklar, wenngleich der Forderung nach einem umsichtigen Einsatz dieser Wirkstoffe (u.a. auch in der Nahrungsmittelkette) noch massiv zur nationalen und vor allem globalen Durchsetzung verholfen werden muss."

Domig/Kneifel

In diesem Sinne einen kritischen Einkauf und ein bewussteres Essen. Denn jeder von uns kann auch im Bereich der Lebensmittelproduktion einen Beitrag zu hygienischeren und gesünderen Lebensmitteln leisten und damit die strengen Kontrollen, die bspw. vom Wiener Marktamt laufend durchgeführt werden, perfekt unterstützen:

Untersuchung von Lebensmittelproben

- Alle zur Untersuchung eingebrachten Lebensmittelproben des Wiener Marktamtes und Privatproben werden computerunterstützt erfasst. Gewicht, Größe, Art der Verpackung und andere Messgrößen werden erhoben.

- Bei der organoleptischen Untersuchung werden alle Lebensmittelproben kommissionell beurteilt. Die Proben werden mittels sensorisch wahrnehmbaren Parametern (Farb-, Geruchs-, und Geschmacksabweichungen, Zischen beim Öffnen einer Konserve) auf Genusstauglichkeit untersucht.

- Wenn im Zuge der organoleptischen Untersuchung angenommen wird, dass die Probe in ihrer Zusammensetzung nicht den Vorschriften entspricht, wird eine chemische Untersuchung durchgeführt. Auch der Gehalt an Rückständen (wie von Pflanzenschutzmitteln, Schwermetallen) kann durch die chemische Spurenanalytik festgestellt werden.

- Im Anschluss an die organoleptische Untersuchung werden verdorbene oder gesundheitsschädliche Proben einer bakteriologischen Untersuchung unterzogen. Dies dient zur Abklärung der Bakterienart und Bakterienmenge.

- Einige Lebensmittel dürfen laut Verpackungsangaben oder traditionell nur bestimmte Tier- oder Pflanzeneiweißsorten enthalten (wie Putenprodukte, Schafkäse). Zum Schutz vor Täuschung werden die Produkte mittels biochemischer Untersuchung „durchleuchtet".

- Im Zuge der histologischen Untersuchung werden mit Hilfe der Mikroskopie die gewebliche Zusammensetzung von Lebensmitteln (wie bei Würsten), die Artenzuordnung verschiedener Insekten (Vorratsschädlinge) oder Fremdbeimengungen in verschiedenen Lebensmitteln bestimmt.

- Wird im Zuge der organoleptischen Untersuchung angenommen, dass die Lebensmittelprobe in bakteriologischer, histologischer, chemischer oder biochemischer Sicht nicht entsprechend ist, werden die genannten Untersuchungen ebenfalls durchgeführt.

- Nach dem Abschluss aller, für ein sicheres Urteil notwendiger, Untersuchungen wird durch eine sachverständige Person ein Gutachten erstellt.

- Dieses Gutachten stellt die Grundlage für weitere Veranlassungen des Wiener Marktamtes dar. Dazu gehört beispielsweise die Vernichtung von Warenresten bei verdorbenen Lebensmittelproben. Bei ungesetzlichen Handlungen werden juristische Schritte eingeleitet.

Lebensmitteluntersuchungsanstalt der Stadt Wien (MA 38)

Um dieses Kapitel und unser Verhalten zu Lebensmitteln wieder mit einigen praktischen Ratschlägen abzuschließen, möchte ich auf die sieben Regeln eingehen, die vom Bayerischen Landesamt für Gesundheit und Lebensmittelsicherheit propagiert werden:

Vieles, was hier kompakt und klar beschrieben wird, beachten wir im täglichen Umgang einfach zu wenig bzw. wir machen uns die Folgen zu wenig bewusst.

So zitiert Dr. Hermann Schreiner vom Bayerischen Landesamt die WHO: „Es sind interessanterweise nur wenige Fehler beim Umgang mit Nahrungsmitteln, die für einen großen Teil lebensmittelbedingter Erkrankungen verantwortlich sind. Allein in Deutschland werden jährlich 200.000 durch Lebensmittel verursachte Erkrankungsfälle gemeldet. Besonders anfällig sind Kinder, Schwangere, ältere und abwehrgeschwächte Menschen."

Worum geht es bei den sieben Regeln, die im Wesentlichen eine detaillierte Fortführung jener Achtsamkeit sind, die schon Franz Pfeifer anführte, als er von jener „Sorglosigkeit" sprach, mit „der wir bspw. in der Küche beim Zerteilen von rohem Hühnerfleisch und zum Schneiden von frischem Gemüse ein und dasselbe Messer verwenden, ohne es dazwischen zu reinigen"?

„Es geht im Wesentlichen beim Handling unserer Lebensmittel darum, dass wir Bakterien oder Schimmelpilze entweder abtöten oder sie an der Vermehrung, am Wachstum oder an der Bildung von giftigen Stoffwechselprodukten hindern."

H. Schreiner, Bayerisches Landesamt f. Gesundheit und Lebensmittelsicherheit

Diese Aussage wurde auch durch die renommierte Zeitschrift DIE ZEIT mit dem lockeren Titel „Unser Mikrobenzoo daheim" unterstrichen.

Speziell eine unachtsame Lagerung bei Zimmertemperaturen kann zu einer extrem raschen Vermehrung von Bakterien oder „zur Bildung von giftigen Stoffwechselprodukten" führen.

Aus genau diesem Grund wurden die „Sieben Hauptregeln zum hygienischen Umgang mit Lebensmitteln" formuliert:

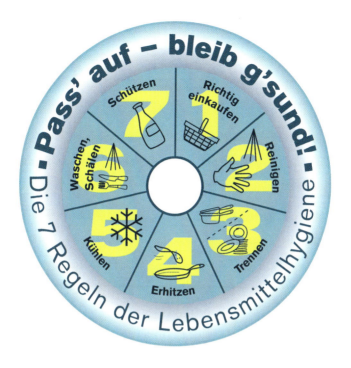

Regel 1 – Richtig einkaufen. Sorgfältig auswählen (Haltbarkeit, Kühlkette etc.), gegebenenfalls kühlen und zügig nach Hause bringen.

Dabei sollten wir aber auch berücksichtigen, dass „Kälte keine Mikroben wie Listerien, Salmonellen oder Schimmel killt. Diese vermehren sich im Kühlschrank nur eben langsamer und diese sitzen gerne an der Türinnenseite – der am seltensten geputzten Fläche im Haushalt!" (DIE ZEIT)

Regel 2 – Reinigen. Hände, Oberflächen und Gerätschaften regelmäßig reinigen und desinfizieren. Das zitierte rohe Fleisch, frischer Fisch, Eier etc. sollten zu besonderer Vorsicht im Umgang und zu einem laufenden Händewaschen und einer kompletten Reinigung der verwendeten Geräte führen.

Dabei sollte speziell der Küchenschwamm besonders beachtet werden:

„Er ist meist feucht und enthält Essensreste - optimale Bedingungen für die Vermehrung von Kleinstlebewesen wie Hefe- und Schimmelpilzen, Pseudomonaden, Colibakterien und Salmonellen. Deren Population verdoppelt sich alle sieben Tage. Gegenmittel: häufig durch neue ersetzen!"

DIE ZEIT, Unser Mikrobenzoo daheim, 11. 11. 2010

Regel 3 – Trennen. Um die bereits mehrmals zitierte „Kreuzkontamination", d. h. das Übertragen von Bakterien von einem Lebensmittel auf ein anderes, zu verhindern, sollte bereits beim Einkauf auf entsprechend dichte Verpackungen, eine getrennte Lagerung und eine getrennte Verarbeitung geachtet werden.

Regel 4 – Erhitzen. Speziell Lebensmittel wie Geflügel, Fisch, Eier und Rohmilch können mit Krankheitserregern wie Salmonellen kontaminiert sein. Gründliches Erhitzen von Fleisch auf 70–80 Grad für die Dauer von rund 10 Minuten tötet diese Bakterien ab.

Weiters sollten fertig gegarte Speisen sofort verbraucht werden. Das gilt insbesondere für Kindernahrung. Zum Warmhalten ist eine Temperatur von mindestens 65 Grad erforderlich. Das stundenlange Stehenlassen von Speisen bei Raumtemperatur ist eine häufige Ursache von Lebensmittelvergiftungen.

Auch gelten spezielle Hinweise, wenn Produkte wie etwa Bohnen und Spargel eingemacht werden sollen. Diese Gemüsearten müssen bspw. an zwei hintereinander folgenden Tagen erhitzt werden, um z. B. Botulismuserreger abzutöten.

Regel 5 – Kühlen. Mangelnde Kühlung steht an der Spitze der Ursachen von lebensmittelbedingten Erkrankungen.

Auch hier sichert eine Kühlschranktemperatur von 7 Grad, dass sich Bakterien nur sehr langsam vermehren können, denn deren Hauptvermehrungsbereich liegt zwischen 10 und 60 Grad.

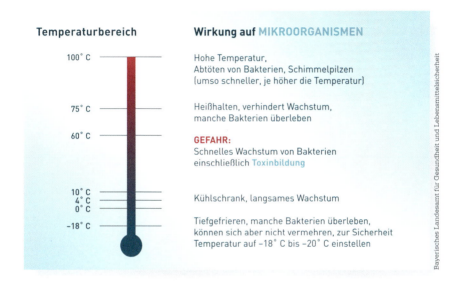

Temperaturbereich

100° C — Hohe Temperatur, Abtöten von Bakterien, Schimmelpilzen (umso schneller, je höher die Temperatur)

75° C — Heißhalten, verhindert Wachstum, manche Bakterien überleben

60° C — **GEFAHR:** Schnelles Wachstum von Bakterien einschließlich Toxinbildung

10° C / 4° C / 0° C — Kühlschrank, langsames Wachstum

–18° C — Tiefgefrieren, manche Bakterien überleben, können sich aber nicht vermehren, zur Sicherheit Temperatur auf –18° C bis –20° C einstellen

Wirkung auf MIKROORGANISMEN

Bayerisches Landesamt für Gesundheit und Lebensmittelsicherheit

Regel 6 – Waschen, Schälen, Blanchieren. Rohes Obst und Gemüse kann – wenn auch sehr viel seltener als tierische Produkte – mit Erregern von Lebensmittelinfektionen kontaminiert sein.

Gründliches und mehrmaliges Waschen mit Trinkwasser, Obst und Gemüse nicht nass liegen lassen, Schälen und Blanchieren reduziert das oben beschriebene Risiko.

Dazu kann ich nur den nachstehenden Tipp, den mir eine türkische Freundin gemailt hat, empfehlen:

Eine Reinigung und Desinfektion, die in der Türkei aufgrund der Wasserqualität immer schon für das Waschen von Salat, Gemüse und Obst verwendet wurde: Essig, ein natürliches Mittel, dessen Rückstände wir auch bei weitem leichter „verdauen" können.

Regel 7 – Schützen. Insekten, Nager und andere Tiere fernhalten, denn Tiere können Krankheitserreger transportieren und damit übertragen.

Jetzt kann ich nur hoffen, dass Ihnen nicht der Appetit vergangen ist bzw. Sie Ihre nächsten Einkäufe bewusster setzen, kontrollieren, transportieren und so einen kleinen, aber wichtigen weltweiten Beitrag sowohl zu sicheren, hygienischen Lebensmitteln als auch zu einer geringeren Verschwendung leisten.

Denn viele der nicht ordnungsgemäß gelagerten, verarbeiteten Lebensmittel landen speziell in den hochentwickelten Ländern dort, wo sie nicht landen sollten: im Müll.

Cleaning Fruit - Chemical-free and EASY!

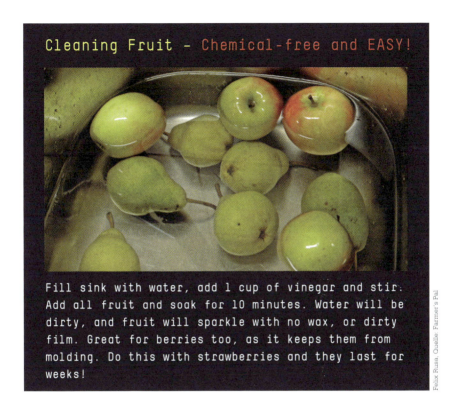

Fill sink with water, add 1 cup of vinegar and stir.
Add all fruit and soak for 10 minutes. Water will be
dirty, and fruit will sparkle with no wax, or dirty
film. Great for berries too, as it keeps them from
molding. Do this with strawberries and they last for
weeks!

Eine Methode, die heute in der Türkei zur besseren Reinigung und Desinfektion von Obst und Gemüse verwendet wird
und die - wie das Bild zeigt - mittlerweile schon in Kanada
als Empfehlung die Runde macht.

HYGIENE
BEI FREM-DEN TI-SCHEN UND BETTEN?

Wir speisen immer häufiger außer Haus und schlafen aufgrund der gestiegenen Mobilität häufiger in fremden Betten.
Ein Risiko?

ie Bevölkerung der Erde wächst weiter dramatisch an. Bis 2050 werden rund 9 Mrd. Menschen unsere Erde bevölkern. Trotz E-Mail, Smartphones & Co. steigt die Reisetätigkeit laufend an. Mobilität ist daher ein zentrales Thema. Wir wohnen deshalb zwangsläufig immer wieder in Hotels, duschen in fremden Badezimmern, schlafen in fremden Betten und essen an fremden Tischen.

Wie stark der Tourismus als Wirtschaftszweig sich bereits entwickelt hat, dokumentiert allein die Errichtung von 3- und 4-Sterne-Hotels in Wien in den letzten zehn Jahren eindrucksvoll:

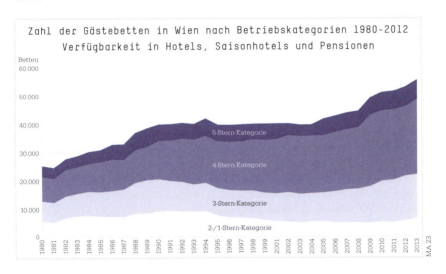

Viele Top-Hotels räumen der Hygiene einen sehr hohen Stellenwert ein und erkennen, wie wichtig diese Dimension in einer globalisierten Welt mit einem internationalen Reisepublikum ist und werden wird, bzw. schulen und kontrollieren auch ihr Personal in dieser Richtung laufend. Während es entsprechende gesetzliche Rahmenbedingungen für das Handling von Lebensmitteln in diesem Bereich gibt, fehlen solche Vorschriften bspw. für das Handling der Textilien in diesem Bereich völlig.

Die globale Mobilität als zentralen Hintergrund dieser Entwicklung beschreiben die Mediziner und Tropenärzte Hannes & Peter Traxler eindrucksvoll:

„Wir befinden uns andrerseits quer über den Globus in ständiger Fluktuation. Mobilität auf allen Ebenen – ein Feuerwerk des Vektorentanzes, die Möglichkeit eines ungemein raschen Austausches von Erregern in neuen Populationen und Territorien. Das interkontinentale Flugzeug, die riesigen Containerschiffe, die virtuelle Welt – sie sind zum Sinnbild des ‚Ranzens' geworden. Ob Mensch, Tier, Bakterium, Virus, Objekt – alles ist in rasender Bewegung, aktiver Teil eines immer schnelleren Wechselspieles."

Diese Thematik beschreibt auch Andreas Philipp, der GF des größten österreichischen Miettextil-Unternehmens, sehr pointiert:

„Was wir von den Infektionskrankheiten SARS, H1N1 und EHEC gelernt haben, dass eine weltweite Verbreitung, also eine Pandemie, nur verhindert werden hätte können, wenn die 15 größten Flughäfen der Welt unmittelbar ihren Betrieb eingestellt hätten. Was natürlich wirtschaftlich einem Desaster gleichgekommen wäre und daher unmöglich ist. Wenn wir nun bedenken, dass infizierte Personen vom Flughafen direkt ins Hotel kommen, hat Hygiene und speziell der Kontakt mit den Textilien eines Hotels plötzlich eine sehr hohe Bedeutung."

Und diese Entwicklung ist speziell für den Hotellerie- und Gastronomiebereich eine unglaubliche Herausforderung geworden, denn mittlerweile geht der Trend zu kürzeren Urlauben bzw. haben „internationale Business-Reisende aufgrund ihrer kurzen Aufenthalte in anderen Kontinenten keine bzw. kaum eine Chance, sich an die jeweiligen regionalen Bakterienfloren zu gewöhnen"! (A. Philipp)

Etwas was Johannes Mauthe, General Manager des angesehenen Hotel Savoyen in Wien, ebenfalls sehr klar bestätigt:

„Im Zuge der Globalisierung und tausender Flugbewegungen täglich rücken Kontinente und

Länder immer näher und Krankheitserreger können sich viel schneller verbreiten. So werden Krankheiten aus weit entfernten Ländern mit weniger ausgereiften Hygienestandards eingebracht, die es – zumindest in unseren Breitengraden – früher nicht gegeben hat."

Und weiter: „Insbesondere unsere internationalen Gäste sind sensibler geworden und sehen den einwandfreien Zustand eines Hotels, der Zimmer und der Bettwäsche als selbstverständlich an. Obwohl das Thema ‚Hygiene' in den letzten Jahren bereits einen höheren Stellenwert eingenommen hat, wird es auch in Zukunft weiterhin an Bedeutung gewinnen."

Eine repräsentative Umfrage unter Hotelreisenden in Österreich im Auftrag eines großen österreichischen Fachmediums im November 2011 zeigt nicht nur, dass Hygiene in jeder Zielgruppe das mit Abstand wichtigste Buchungskriterium ist, sondern auch, dass über 50 Prozent davon ausgehen, dass sie die Einhaltung der Hygienestandards nicht selbst beurteilen können, sondern stattdessen ein Gütesiegel bevorzugen würden.

Eindrucksvoll schildert uns Wolfgang Kopsa, Röntgenologe und Primar des Privatspitals Döbling, ein einfach nachvollziehbares Problem:

„Immer wieder sind wir mit Patienten konfrontiert, die bspw. aus Indien anreisen und gar nicht wissen, dass sie sich bereits mit Tuberkulose infiziert haben. Schmerzen in der Schulter führen zur Untersuchung und einer sofortigen Einlieferung in das AKH (Allgemeine Krankenhaus Wien) …" (W. Kopsa)

Wenn man sich nun vorstellt, dass dieser Tourist oder Geschäftsreisende am Abend seines Ankommens und einige Tage vor seinen medizinischen Beschwerden noch gemütlich in einem Restaurant eine österreichische Spezialität genießt und sich genussvoll während des Essens seiner Stoffserviette bedient, vergeht einem leider schnell der Appetit. Dann wissen wir, welche unglaubliche Bedeutung eine professionelle Reinigung von Textilien in der heutigen Zeit bekommen hat.

Auch die Hohenstein Institute bestätigen diese Gefahren, indem sie einerseits „Spuren in einem Hotelzimmer, wie Haare, Flecken, … Staub im Regal … als unangenehm, aber keinesfalls eine Bedrohung für unsere Gesundheit" beschreiben.

Und weiters klar auf die „unsichtbaren Gefahren" hinweisen:

„Ganz anders sieht es hingegen bei den nicht sichtbaren Überträgern von möglichen Krankheiten aus. Von Keimen gehen mitunter erhebliche Risiken und Gesundheitsgefährdungen aus. Angesichts stark wachsender Mobilität, egal ob für Geschäftsreisende oder Urlauber, steigt das Risiko für Ansteckungen immer weiter an. Einziger Schutz gegen die möglichen Übertragungen von gefährlichen Keimen ist die strikte Einhaltung von geeigneten und effizienten Hygienemaßnahmen."

Dabei spielen Lebensmittel, diverse Oberflächen und insbesondere aber Textilien eine entscheidende Rolle.

Weiters bin ich mit meinem Hygiene-Wissen mittlerweile auch ein unglaublicher Kritiker des sogenannten „Servietten-Origami"! Stoffservietten sollten professionell gereinigt und nach dem Auspacken bspw. nur vorsichtig angefasst und in dem normalen, gefalteten Zustand zum Gedeck gelegt und keinesfalls zu einem kunstvollen Objekt gefaltet werden.

Eine solche Servietten-Faltung würde voraussetzen, dass der oder die Mitarbeiter sich ihre Hände vorab wirklich perfekt desinfizieren, was ich mir leider nicht vorstellen kann und möchte. Weiters ist zu befürchten, dass solche Tätigkeiten eher von den Hilfskräften eines Lokals durchgeführt werden und keinesfalls von den Top-Mitarbeitern im Küchenbereich oder im Service.

Sollte daher ein solches „Kunstwerk" auf Sie warten, ist höchste Vorsicht geboten, denn es ist gleichzeitig zu befürchten, dass die

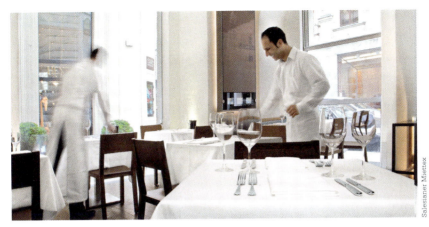

Ein perfekt gedeckter Tisch mit den richtig arrangierten
Stoffservietten

Stoffserviette nicht nur intensiv bearbeitet, sondern vielleicht im Vorfeld im Haus selbst nur bei 40 Grad gewaschen wurde.

Auch können wir in verschiedenen Lokalen immer wieder beobachten, dass das Personal die gebrauchten Stoffservietten nicht nur für die Gäste, sondern auch für die Reinigung von kleinen Unpässlichkeiten bis hin zum Aufwischen des Bodens verwenden.

In einem solchen Fall ist das mitgebrachte Stoff-Sacktuch oder das Papiertaschentuch keine schrullige Geste, sondern eine durchaus sinnvolle Hygienemaßnahme.

Und wir sollten uns auch immer die „Keimbesiedelung des Menschen" vor Augen halten:

> ➤ Haut/Stirn ca. 20.000 Keime/cm^2
> ➤ Hand ca. 1.000–6.000 Keime/cm^2
> ➤ Fingerkuppen ca. 20–100 Keime/cm^2
> ➤ Speichel ca. 10.000.000 Keime/ml
> ➤ Haare ca. 20.000 Keime/cm^2

C. Peters

Damit wird auch klar dokumentiert, warum kurzes Haar bzw. perfekt sitzende Kopfbedeckungen in jeder professionellen Küche ein Standard sein sollten.

Dass das Thema „Hygiene in Restaurants" mittlerweile in Europa zu einem zentralen Thema geworden ist, zeigt auch die Initiative in England, wo die „Food Standards Agency" es sich zur Aufgabe gemacht hat, die Hygiene von Restaurants laufend zu bewerten:

About the FSA

The Food Standards Agency is responsible for food safety and food hygiene across the UK. We work with local authorities to enforce food safety regulations and have staff who work in UK meat plants to check that the requirements of the regulations are being met. We also commission research related to food safety.

Quelle: http://food.gov.uk/about-us/about-the-fsa

Diese Ergebnisse sind im Netz für uns Konsumenten abrufbar, indem wir die Adresse des jeweiligen Betriebes eingeben können (siehe rechte Seite).

Leider fehlt bei dieser Institution und der Vielzahl von bereits durchgeführten Studien laut deutschen und österreichischen Experten der Hinweis auf die verwendeten textilen Produkte, die zur zitierten Unterbrechung einer Infektionskette eine besondere Rolle spielen können.

Besonders spannend ist auch die Beschreibung der Hygiene im Hotelzimmerbereich. Erst im Juni 2012 berichtete das Magazin „NEWS" von einer Studie, die von US-Forschern von der American Society for Microbiology in San Francisco erstellt wurde.

Dabei wurde unter anderem festgestellt, dass „die Zimmerreinigung sich meist auf Bad und Toilette konzentriert. Was vernachlässigt wird, sind vor allem die Textilien"!, das bestätigt auch der deutsche Hygieneexperte und Hoteltester Horst Veith.

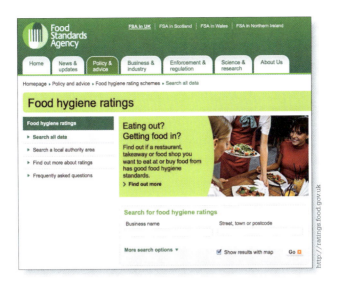

Und speziell die Matratzen haben es ihm angetan: Matratzen als „Hausstaubmilben-Paradiese" werden kritisiert und natürlich gelten die Aussagen für die Stoffserviette im Restaurant sinngleich für die Bettwäsche, die Bade- und Handtücher bzw. den Bademantel.

Aus diesem Grund ist

„… als Präventivmaßnahme und vor allem zur Unterbrechung von möglichen Infektionsketten … die Anwendung von desinfizierenden Waschverfahren für alle behandelten Textilien sinnvoll!"

Hohenstein Institute

Daher ist es bis heute unverständlich, dass es für den Bereich der Lebensmittel/Küche genaue Vorschriften und auch Studien (siehe die Food Standard Agency aus UK) gibt, diese aber im Bereich der Textilien in dieser Dimension bis heute nicht vorliegen.

In einem pointierten Vortrag weist der renommierte Hygieniker Arno Sorger ebenfalls darauf hin! Und Arno Sorger spezifiziert sehr klar seine Vorstellung einer präziseren Hygiene im Bereich der Hotellerie und Gastronomie:

Fazit

➤ Die Anforderungen der Hotellerie an die Aufbereitung der Textilien steigen. Desinfizierende Aufbereitung ist erforderlich.
➤ Qualitätslabel fordern immer öfter eine qualifizierte, durch Zertifikate nachgewiesene Aufbereitung der Textilien.
➤ Der österreichische Hygienepass ist für Krankenhauswäsche. Es gibt derzeit keine österreichischen Zertifizierungen für Lebensmittelbetriebe oder Hotelwäsche.

Vorschlag – Aufforderung

➤ Wäre es nicht sinnvoll, im Zuge der Überarbeitung der Vorschriften für das Krankenhaus gleichzeitig Anforderungen für Lebensmittel und Hotellerie mit zu spezifizieren?
➤ Wäre es nicht im Sinne des aktuellen Qualitätsverständnisses, wenn diese „neuen" Richtlinien auf der Basis der EN 14065 aufbauen und mehr Freiheit bei der Erzielung der Anforderungen zulassen?

Dr. Sorger, 2012 (2)

96

Es ist daher mehr als zu begrüßen, wenn professionelle Unternehmen wie Salesianer Miettex seit Jahren die Reinigung sämtlicher Textilien nach den „Spitalskriterien" durchführen, um bereits in der Reinigung eine sichere Unterbrechung von möglichen Infektionsketten zu garantieren.

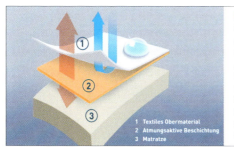

Spezialtextilien mit Hygienegarantie
Spezielle Überzüge helfen, bei Hygienetests zu punkten, schonen Ihre Matratzen und Polster und bieten Gästen hygienische Sicherheit. Für diese „encasings" gilt, wie für alle von SALESIANER MIETTEX gelieferten Textilien, die Hygienegarantie: garantiert standardisierte, desinfizierende Waschverfahren, regelmäßige Prüfungen und Begutachtungen durch unabhängige Institute. Es kommen ausschließlich umweltoptimierte, nachhaltige Verfahren zum Einsatz.

1 Textiles Obermaterial
2 Atmungsaktive Beschichtung
3 Matratze

Matratzenschonung mit System
Mehr Schlafkomfort und Sicherheit für die Gäste. Barriere gegen Flüssigkeiten, milben- und mikrobendichte Spezialtextilien, atmungsaktiv. Beziehen mit dem Spannbezug geht leicht von der Hand. Das Leintuch wird einfach über den Matratzenschoner bezogen.

Hochwertige Matratzenschoner werden bei der Vergabe der Sternekategorie mit 10 Punkten bewertet.

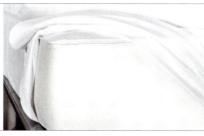

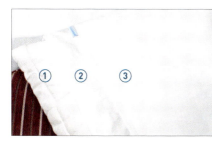

Gut schlafen mit bester Hygiene
Auch Polster können geschützt werden.
1 Polster – langlebiger durch optimale Schonung
2 Polsterschoner aus milben- und mikrobendichten Spezialtextilien, Barriere gegen Flüssigkeiten, atmungsaktiv
3 Polsterbezug – wird einfach über den Polsterschoner bezogen
Hygienische Schonbezüge im Mietextil-System – von gutem Housekeeping-Management empfohlen.

Genau um diese „Unterbrechung von möglichen Infektionsketten" geht es und da sollte auch jede Hotelbettmatratze mit speziellen Textilien überzogen werden.

Auch spezielle Spannleintücher mit einem entsprechenden Aufbau tragen zur Hygiene-Sicherheit und einer hygienischen Sauberkeit der Matratzen bei.

Zusätzliche Sicherheit verspricht auch ein entsprechender Überzug der Kopfkissen, der sicherstellt, dass es zu keiner Kontamination des Kopfpolsters kommt.

Außerdem sollte jede Matratze alle sechs Monate einer Komplettreinigung unterzogen werden. Dies ist mit neuen Verfahren, die professionelle Textilreiniger anbieten, bereits mobil, d. h. vor Ort möglich.

Besonders heikel sind im Hotelbereich auch jene Trinkgläser, die als „Zahnputzbecher" in den Hotels zur Verfügung gestellt werden. Leider werden diese Gläser nicht immer in der zentralen Geschirrspülmaschine des Hotels gereinigt, sondern einfach von Reinigungspersonal „vor Ort"! Im Zweifelsfall würde ich daher empfehlen, diese Zahnputzbecher nicht zu benützen.

Denn gerade die Top-Hotels und Hotelbetreiber wissen um die zukünftige Bedeutung der Hygiene aus Gästesicht:

„Das Thema ‚Hygiene' hat einen sehr hohen Stellenwert bei Gästen und ist vermutlich sogar der bedeutsamste Faktor bei der Bewertung eines Hotels. In den letzten Jahren wurden die Zimmereinrichtungen immer moderner eingerichtet und häufig werden Materialien wie Chrom verwendet, an denen Schmutz schneller sichtbar ist. Im Zuge dessen ist der Faktor Sauberkeit in den Vordergrund gerückt und hat die Zimmereinrichtung an Stellenwert überholt. Wenn etwas schiefgeht, dann hilft auch der beste Mitarbeiter nichts mehr – der Gast erwartet ein einwandfreies Hotelzimmer und sollte es auch immer bekommen." (J. Mauthe) und ...

„… vor 10 oder 20 Jahren war der Begriff ‚Hygiene' noch ein ganz anderer als heutzutage und wurde auch nicht in dieser Dimension gelebt, wie es heute der Fall ist. Während Hygiene im privaten Gebrauch ein sehr dehnbarer Begriff ist, gibt es in der Hotellerie exakte und strenge Richtlinien sowie Konzepte zur Eigenkontrolle."

Johannes Mauthe

Also scheuen Sie sich nicht zu fragen, wie bei Ihrem nächsten Hotelaufenthalt die Aufbereitung der Bettwäsche, Hand- und Badetücher sowie des Bademantels erfolgt ist, und versuchen Sie jedes Restaurant und Gasthaus darauf hinzuweisen, dass die Kreativität im Service und vor allem in der Küche ihren Platz hat, das kunstvolle Falten der Serviette aber ein schwerer Fauxpas im Sinne einer perfekten Hygiene ist.

In diesem Sinne: „Bon appétit!" und eine angenehme Nachtruhe auf Ihrer nächsten Reise.

DAS SPITAL ODER DIE KRANKEN-ANSTALT – WAS STIMMT WIRKLICH?

Wird jede zehnte Infektion, die man sich einhandelt, durch mangelnde Vorsicht und Hygiene im Spital verursacht?

Was ist dran an den immer wieder auftauchenden Geschichten zu den „multiresistenten" Keimen, die sich in Spitalszimmern, in den Matratzen der Spitalsbetten, ja selbst im OP hartnäckig halten? Ein hartnäckiges Gerücht oder ein Problem unserer Zeit?

Was hat sich seit dem Bader des Mittelalters, dem Verantwortlichen der Badeanstalten, der auch gleichzeitig für medizinische Behandlungen zuständig war, geändert?

Gott sei Dank vieles und vieles wirklich zum Besseren!

Wie mir der bekannte österreichische und auch international tätige Chirurg Harald Rosen für dieses Buch detailliert erklärte, „ist die Behandlung von Wunden, sei es durch Unfälle, Kriegsverletzungen oder durch den Arzt selber verursacht, eine jahrtausendealte Tradition:

Bereits im antiken Ägypten werden erste Hinweise zur Wundbehandlung durch die Applikation verschiedener heilender Flüssigkeiten bzw. von Fetten angeführt. So finden sich bereits in Papyrusrollen um 1600 v. Chr. detaillierte Anweisungen zur Wundbehandlung. Auf Basis dieser ersten Erkenntnisse kommt es zur Weiterentwicklung, die schließlich den Vater der abendländischen Medizin, Hippokrates (ca. 400 v. Chr.), dazu bewegt, offene Wunden mit Essig zu spülen sowie erste Verbandtechniken zu empfehlen."

Interessant ist in diesem Zusammenhang, dass es dann fast zwei Jahrtausende gedauert hat, bis es zu einer wirklichen Verbesserung der Hygiene im Spitalswesen gekommen ist.

Und Harald Rosen zitiert mit seinem ärztlichen Geschichtswissen den berühmten französischen Militärarzt Ambroise Paré (1510–1590). So vermerkte dieser noch im 16. Jahrhundert:

„Ich verbinde die Wunden, Gott heilt sie."

Auch Helene Karmasin sieht eine deutliche Veränderung in der öffentlichen Diskussion zur Hygiene im 19. Jahrhundert:

„In unserer Gesellschaft fokussierte der Hygienediskurs des 19. Jahrhunderts zum ersten Mal dezidiert auf den Schmutz und auf

Verunreinigungen jeder Art. Zu dieser Zeit begann die Sorge des öffentlichen Gesundheitswesens um reines Wasser und gute Luft, auch um die Sanierung der Armenviertel der großen Städte, die ja besonders mit Schmutz in Verbindung standen."

Eine klare Folge des industriellen Zeitalters, mit seinen Abwässern, Müllproblemen, die ich im Kapitel „Hygiene im öffentlichen Raum" sehr kritisch beleuchtet habe.

Ausgelöst und parallel zur industriellen Entwicklung unserer Gesellschaft wurden dazu bahnbrechende, medizinisch-hygienische Entdeckungen gemacht:

„Das 19. Jahrhundert sah die Meilensteine der Infektionsbehandlung durch die Entdeckung der ‚Mikroben' durch Koch (Professor für Hygiene und Mikrobiologie, Berlin, 1843-1910) bzw. Louis Pasteur (französischer Mikrobiologe, 1822-1895) sowie erstmals die Bedeutung ‚sauberer Hände' zur Infektionsvermeidung durch Semmelweis (österreichischer Geburtshelfer, 1818-1865) sowie Joseph Lister (englischer Chirurg, 1827-1912)."

H. Rosen

Für Helene Karmasin ist es gerade diese „außerordentliche Belebung, die das Thema erfuhr, als es Louis Pasteur gelang, erstmals einen identifizierbaren Feind auszumachen: die Bakterie. Diese konnte nun durch das Mikroskop und später durch Färbungen sichtbar gemacht und bekämpft werden. Pasteur wandte sich primär der Erforschung der Cholera zu, in der Folge Robert Koch mit einem analogen Ansatz der Bekämpfung der Tuberkulose, als deren Verursacher nun Mycobakterien in Tuberkeln entdeckt wurden.

Pasteur, aber auch Koch wurden in der Öffentlichkeit als Bazillenjäger aufgebaut, als Stars der Wissenschaft, die unmittelbar

Heil brachten, eine breite Unterstützung ihrer Staaten besaßen und beträchtliche Mittel zur Entwicklung des Gesundheitswesens erhielten."

Bis heute definieren wir daher Bakterien als „unseren Feind", der „von außen" versucht, unsere Gesundheit zu bedrohen.

Die Tatsache, dass wir mit und in ihnen leben, oder wie es der Röntgenologe und Primar der Döblinger Privatklinik Wolfgang Kopsa medizinisch ausdrückt:

„Wir leben mit einer Keimreduktion; 10^5 ist o. k., 10^7 ist eine Entzündung – so einfach ist das!"

Aber wir sind nicht keimfrei und leben auch niemals in einer keimfreien Umgebung und wir „sollten dies auch nicht anstreben, denn es gibt ‚gute' und ‚gefährliche Keime'." (C. Peters)

Anders hingegen die Entwicklung im Spital, speziell wenn es um operative Eingriffe geht. Was für uns heute selbstverständlich ist, eine möglichst keimfreie, sterile Umgebung bei jeder Form eines medizinischen Eingriffs, ist durch die oben angeführten Entdeckungen und weitere Entwicklungen im chirurgischen Bereich erst möglich geworden:

„Die Sterilisation von Instrumenten begann erst um 1880, das Tragen von Handschuhen wurde von Halsted (amerikanischer Chirurg, 1852-1922) eingeführt, da sich seine OP-Schwester (und spätere Ehefrau) über die Hautirritationen beklagte, die sie sich beim Desinfizieren der Instrumente mit Karbollösung zuzog."

H. Rosen

So ist es heute eine Selbstverständlichkeit, dass selbst bei der Aufbereitung von Wäsche und textilen Produkten desinfizierende

Waschverfahren eingesetzt werden müssen, um – wie es die Hohenstein Institute formulieren:

„… mögliche Krankheitserreger in den Textilien zu eliminieren. Als Präventivmaßnahme, und das ist der zentrale Punkt, vor allem zur Unterbrechung von möglichen Infektionsketten, ist vor dem Hintergrund der Auswirkungen des Klimawandels zukünftig möglicherweise die Anwendung desinfizierender Waschverfahren für alle Textilien sinnvoll"! … und nicht nur jene, die im Spitalswesen im weitesten Sinn zur Anwendung gelangen.

Weiters sind

„… im Krankenhaus Hygienebeauftragte und Hygiene vorgeschrieben. OP-Mäntel und -Abdeckungen sind Medizinprodukte und haben steril zu sein. Für die Krankenhauswäsche gibt es eine eigene ‚Richtlinie für Krankenhauswäsche bearbeitende Wäschereien'."

A. Philipp

In diesem Zusammenhang sind gerade Zahnarztordinationen ein spezieller Fall, da sich in den letzten Jahrzehnten eine Reihe von komplexen medizinischen Eingriffen und Operationen vom Spital in die Ordination verlagert hat. Implantate sind heute bereits State of the Art und diese werden von einer Reihe von sehr gut ausgebildeten Zahnärzten in ihren Ordinationen durchgeführt.

Damit sollte natürlich eine Reihe von hygienischen Maßnahmen Hand in Hand gehen, um die Gesundheit der Patienten nicht zusätzlich zu gefährden oder zu belasten.

Der bekannte Zahnarzt Professor Thomas Bernhart hat mir dazu seinen Masterplan für die „Hygiene in der Zahnarztpraxis" überlassen, in der er sämtliche Stationen, Kriterien für eine perfekte Hygiene in einer Zahnarztpraxis für seine Mitarbeiter genauestens erfasst hat:

HYGIENE IN DER ZAHNARZTPRAXIS

Wartezimmer
- Garderobe separat (Nässe, Läuse)
- Zeitungen (aktuelle Zeitungen, kein Lesezirkel)
- glatte Sitzmöglichkeiten/kein Stoffbezug
- Fenster: Frischluft/Sonneneinstrahlung

Patiententoilette
- Desinfektion der Klobrille (mechanisch oder chemisch)
- Männer und Frauen getrennt/Urinal
- Frauen: Mistkübel für Binden
- regelmäßige Kontrolle durch Personal

Belüftung
- Klimageräte nicht verstaubt
- Duftkonzept/Luftbefeuchter

Ordinationsausstattung
- invasive Instrumente sterilisiert/steril verpackt (Einschweißfolie, Container)
- Sterilisation der Winkelstücke

Behandlungsraum
- keine Topfpflanzen
- kein Parkettboden (Ritzen → Schmutz)
- Fenster: Frischluft, Sonneneinstrahlung
- Musik

Röntgenraum
- geschlossener Raum mit Kontaktschalter
- digitales Röntgen: weniger Handgriffe = hygienischer (Sensor mit Einmalüberzug)
- analoges Röntgen: Fixierflüssigkeit oder Entwicklerflüssigkeit

Assistentinnen
- Dienstkleidung hell, Blut gut sichtbar, auskochbar
- keine offenen Haare
- keine langen Fingernägel
- Einmalhandschuhe und deren Wechsel
- bei Stichverletzung: Zugang zum Infektionsstatus des Patienten
- Mundschutz-Aerosol (1 m im Durchmesser)

Patientenbehandlung
- frischer Einmalbecher
- Einmalschürze
- Operation/Implantation: sterile OP-Abdeckung, Gesicht mit Desinfektion waschen, OP-Haube, rasieren, nicht schminken
- Schutzbrille bei Laser oder UV-Licht
- Augen schließen bei UV-Licht

Infektionspatient (HIV, HEP C)
- letzter Patient

Quelle: Prof. Thomas Bernhart

Einige Aspekte erscheinen mir durchaus besonders erwähnenswert, denn im Praxismanagement seiner Ordination fließen auch allgemeine Überlegungen zur Hygiene ein, so wird bspw. darauf geachtet, dass Zeitungen und Zeitschriften „aktuell" sind, d. h. somit wird gewährleistet, dass diese nicht durch zu viele wartende Patientenhände gegangen sind.

Aber auch behandlungsrelevante Überlegungen, dass etwa die Betreuung von Patienten mit übertragbaren Krankheiten (z. B. HIV, Hepatitis) bewusst an Randzeiten der Behandlungstage eingeteilt wird, um Fehler in der kompletten Reinigung und Desinfektion der Ordination zu eliminieren.

Eine besondere Vorsichtsmaßnahme, die durch das perfekte Timing auch die anderen Patienten nicht unnötig beunruhigt.

Denn selbst bei „... zahnärztlichen Routinemaßnahmen gibt es bei sterilen Latexhandschuhen eine Defektrate von 38 Prozent." (C. Peters)

Zur wichtigen Prophylaxe gehört auch ein professionellen Handling der Arbeitsbekleidung in der Ordination: Das ist ein Punkt, dem bis heute leider auch seitens vieler Ärzte zu wenig Beachtung geschenkt wird. Denn in der Regel „genügt" es in vielen Praxen, wenn die Mitarbeiter in „weißer Oberbekleidung" zum Dienst erscheinen und diese Bekleidung bei sichtbarer Verschmutzung anschließend von den Mitarbeitern in ihren Waschmaschinen zuhause mit ihrer Privatkleidung gereinigt bzw. gewaschen wird.

Das ist speziell vor dem Hintergrund der beschriebenen chirurgischen Eingriffe und der laufenden Kontamination der Bekleidung im Zuge der Arbeit an den Patienten keinesfalls ausreichend, um die bereits zitierte Unterbrechung von Ansteckungsketten wirkungsvoll und nachhaltig zu unterbinden.

Dazu ist nur eine thermisch-chemische und professionelle Reinigung in der Lage und diese sollte dringend in allen Arztpraxen umgesetzt werden. Eine solche Empfehlung bzw. Vorschrift liegt leider bis heute nicht vor.

Und noch eine Kleinigkeit: Sollte im Spind der Mitarbeiter die Straßenkleidung nicht durch eine entsprechende Abtrennung von der Ordinationskleidung getrennt sein, ergibt sich einmal mehr eine mögliche Infektionskette, die es zu unterbrechen gilt.

Eine zentrale Rolle in der medizinischen Behandlung und damit in der Hygiene spielen natürlich Antibiotika.

„Basierend auf den allgemein bekannten Studien von Alexander Fleming (englischer Mikrobiologe, 1881-1955) kam schließlich Penicillin als erstes Antibiotikum 1940 durch Howard Florey zum Einsatz."

H. Rosen

Damit waren erstmals wirkungsvolle Gegenstrategien gegen Bakterien und Viren möglich.

„Das Arsenal der von Menschenhand geschaffenen Verteidigungsstrategien ist gleichzeitig mit der globusumfassenden Mobilität gestiegen – Antibiotika und Virostatika sind in den meisten BIP-starken Ländern der Bevölkerung zugänglich und werden mitunter über das Ziel schießend eingesetzt." (H. Rosen)

Gerade diese missbräuchliche Verwendung der Antibiotika hat zu einer laufend abnehmenden Wirkung dieser Medikamente geführt. Diese abnehmende Wirkung hat eine Vielzahl von Gründen, von denen Christina Peters und Harald Rosen unter anderem anführen:

„... das zunehmend ansteigende Alter unserer Patienten sowie die immer komplexeren Eingriffe (Krebstherapien, Blut- und Stammzellentransplantation, Transplantation, Organ- und Gelenksersatz etc.). Dies führt zum (notwendigen) breiten und lang dauernden

Einsatz von Antibiotika, was allerdings dazu führt, dass diese Antibiotika dann für bestimmte Bakteriengruppen nicht mehr wirksam sind (Resistenzentwicklung) …"!

H. Rosen/C. Peters

Vor 150 Jahren betrug die durchschnittliche Lebenserwartung ca. 40 Jahre – bei zusätzlich hoher Kindersterblichkeit – „Survival of the fittest" bzw. „Nur die Harten kommen durch". Die Todesursache war sehr oft eine Infektionskrankheit.

Die Verlängerung der Lebenszeit in den letzten 150 Jahren führt auch zu einer größeren Anfälligkeit gegenüber Infektionskrankheiten.

„Eine der wichtigsten Ursachen der zunehmenden Antibiotikaresistenz ist der falsche Einsatz von Antibiotika:
➤ zu häufig bei falscher Indikation (viraler Halsentzündung, Insektenstich, Virusbronchitis)
➤ zu niedrig dosiert
➤ zu kurz genommen"

C. Peters

Weitere „treibende Kräfte für die Resistenzentwicklung sind
➤ zu spät erkannte Resistenzentwicklung
➤ nicht ausreichende Antibiotikakontrolle
➤ nicht erkannte Ausbreitung genetisch identischer Mikroben
➤ mangelnde Standardhygiene"

Vgl. F. Sitzmann

Innerhalb des eigenen Lebensbereichs (Familie, Wohnung) entsteht ein (mikro)biologisches Gleichgewicht, eine „Keimeinheit". Die Globalisierung führt zu einer vermehrten Mobilität der Infektionserreger und zu einer Störung dieses Gleichgewichts.

Und: „Gute Desinfektion unterbindet diese Infektionswege"!

A. Sorger

Wie steht es nun wirklich um jene Infektionen, die immer wieder als die „Spitalsinfektionen" bezeichnet werden und die auch dazu geführt haben, dass man versucht, die Verweildauer von Patienten im Spital laufend zu verkürzen, habe ich Harald Rosen gefragt:

„Infektionen in chirurgischen Wunden sind in keiner Weise ausgerottet, sondern immer noch für fast 16 Prozent der 2 Millionen Hospitalisationsinfektionen bspw. in den USA verantwortlich.

Aktuelle Untersuchungen in England ergaben ein Aufkommen von 10 Prozent aller im Krankenhaus erworbenen Infektionen im chirurgischen Bereich und damit verbunden an Kosten für die Allgemeinheit von jährlich rund einer Milliarde Pfund."

Diese sogenannten „nosokomialen Infektionen", d. h. Infektionen, die „zeitlich und kausal, d. h. ursächlich mit einem Aufenthalt in einer Gesundheitseinrichtung stehen, bedeuten nicht zwangsläufig, dass die Mitarbeiter dieser Einrichtung Schuld an der Infektion tragen." (F. Sitzmann)

„Für den Krankenhausbereich rechnen seriöse Hygieniker (Kappstein 2009) mit einer Vermeidungsquote nosokomialer Infektionen von 16 Prozent, andere (Gastmeier 2010) auch nach dem Ausschöpfen aller geeigneten Vorbeuge-, Datenerhebungs- und Kontrollprogramme mit einem Vermeidungspotenzial für nosokomiale Infektionen auf Intensivstationen von 20–30 Prozent. Nur zu diesem Anteil können Infektionen vermieden werden."

Franz Sitzmann, Hygiene kompakt. Kurzlehrbuch für professionelle Krankenhaus- und Heimhygiene

Was aber immerhin ca. jeder vierte Patient wäre, den man mit besseren hygienischen Maßnahmen schützen könnte.

So besteht heute auch aus einer Fülle von medial geschürten Ängsten die Furcht, dass wir uns langsam, aber sicher wieder den Zuständen vor dem Ende des 19. Jhdts. annähern. Diese ist aber unbegründet, weil die moderne Medizin inzwischen eine Fülle von effektiven Gegenmaßnahmen eingeleitet hat.

Und es kann im Sinne von uns aufgeklärten Patienten nicht schaden, diese zu kennen und bei einem entsprechenden Spitalsaufenthalt auch einzufordern.

Weiters finden wir in den Spitälern heute sogenannte SOPs (Standard Operating Procedures) vor, die als „Richtlinien leider viel zu sehr der Absicherung vor einem möglichen Fehler – insbesondere auch im Bereich der Hygiene – und viel zu wenig der optimalen Betreuung und Versorgung der Patienten dienen." (C. Peters)

So wird aus einer einfachen „Ver-waltung" der Spitäler eine „Zer-waltung", die die Eigeninitiative des medizinischen Personals reduziert.

Dabei gibt es bis heute eine Fülle von „einfachen Verhaltensvorschriften", die sehr rasch zu einem höheren Hygienestandard beim medizinischen Personal führen können, wie Christina Peters als Hygiene-Beauftragte des St. Anna Kinderspitals aus ihrer eigenen Praxis weiß:

➤ Die wichtigste Infektionsprophylaxe ist eine ordentliche Handhygiene
➤ Kein Nagellack, keine künstlichen Fingernägel, kurze, gepflegte Fingernägel
➤ Keine Ringe, keine Armbanduhr
➤ Vor dem Dienstantritt, nach dem Essen und nach dem Rauchen Hände gründlich mit Seife reinigen: „Dreck kann man nicht sterilisieren!"

- ➤ Vor jedem Patientenkontakt HändeDESINFEKTION mit einem alkoholhaltigen, flüssigen Desinfektionsmittel
- ➤ Gute Hautpflege (kein Alkohol auf wasserfeuchte Hände, Schutz- und Pflegecreme)
- ➤ Unsterile Handschuhe ersetzen NICHT die alkoholische Händedesinfektion und dienen nur dem Schutz vor groben Verunreinigungen!

Speziell bei den laufend verwendeten „Einmalhandschuhen" wurde eine Reihe von Mängeln entdeckt, die ebenfalls die Bedeutung einer perfekten Handhygiene unterstreichen. So wurde selbst

„… bei fabriksneuen Handschuhen eine primäre Undichte von 0-6% festgestellt, die Häufigkeit der nicht entdeckten Läsionen (kleiner Einrisse, Anm. des Autors) im allgemeinen chirurgischen Gebrauch beträgt 24-25% und bei einer Untersuchung von 1.300 Latexhandschuhen konnten 7,5% sichtbare und 7,0% unsichtbare Löcher nachgewiesen werden"!

C. Peters

Christina Peters hat auch eine Reihe von Aussprüchen für ihre internen Schulungen gesammelt, die immer wieder als „Argumente" gegen eine laufende Handhygiene geäußert werden. Diese originelle „Zitatensammlung" wollte ich Ihnen nicht vorenthalten:

- ➤ „Ich habe meinen Ehering und die Uhr nur oben, wenn ich nicht beim Patienten bin."
- ➤ „Nimm mich nicht zu deinem Vorbild, ich weiß eh, dass ich meinen Ehering nicht tragen soll."
- ➤ „Ich bin immer so nervös, wenn du mir bei der Händedesinfektion zuschaust."

- ➤ „Die Mutter vor mir hat sich auch nicht desinfiziert."
- ➤ „Das Händedesinfektionsmittel ist so kalt und ich bin eh schon verkühlt."
- ➤ „Heute habe ich zu viel zu tun, da gelten Ausnahmeregeln."
- ➤ „Meine Patienten sind nicht immunsupprimiert, die gehen ja in die Schule, dort kann man sich auch anstecken."

Sollten Sie also solche „Kleinigkeiten" bei dem Sie betreuenden medizinischen Personal entdecken, dann sollten Sie darauf hinweisen und so auch Ihre Sicherheit während eines Spitalsaufenthaltes erhöhen.

Lassen wir schließlich Harald Rosen zu Wort kommen, denn er definiert in sechs zentralen und entscheidenden Punkten klare Verhaltensweisen für eine nachhaltige Verbesserung der Hygiene und der Reduktion von Infektionen im Rahmen eines Spitalsaufenthaltes:

1. Erhaltung der Körperwärme schützt gegen Infektionen. So ist es derzeit allgemein anerkannt, dass das Wärmen von Patienten bereits vor Beginn eines operativen Eingriffes durch Wärmematten oder spezielle, mit warmer Luft aufgeblasene Westen einen essenziellen Beitrag zur Infektionsverringerung darstellt.
2. Die ausreichende Versorgung des Patienten mit Sauerstoff (nicht nur während, sondern auch nach dem Eingriff) führt ebenfalls zu einer deutlichen Verbesserung der Wundheilung und Abwehrlage.
3. Die Verwendung von Alkoholspendern in allen Krankenzimmern beim Eintreten bzw. Verlassen durch das Personal und die damit verbundene Gewährleistung einer ausreichenden Händehygiene ist eine sichere Protektion vor einer der größten Infektionsbedrohungen – der menschlichen Hand.
4. Die Identifizierung von Patienten mit schon bestehenden Infektionen und deren Isolierung bereits bei Eintritt ins Krankenhaus.

So ist es auch für den Laien einleuchtend, dass die Trennung eines Patienten mit einem sensiblen und komplexen Eingriff (z. B. Transplantation) von einem bereits infizierten Patienten einfach eine Frage des „gesunden Menschenverstandes" sein muss. Auch wenn das Computersystem der Patientenaufnahme dies vielleicht ignoriert hat.

5. Entfernung aller Fremdkörper (z. B. Katheter, venöser Zugang) aus dem Patienten zum ehestmöglichen Zeitpunkt. Dies gilt sowohl für Venenkatheter bzw. Kanülen als auch für Harnblasenkatheter, die sehr gerne aus Bequemlichkeit (sowohl von Seiten des Personals als auch des Patienten in einer Art „Autopilot-Situation") über die notwendigen Maße belassen werden. Ein wesentlicher und manchmal vernachlässigter Faktor dabei ist die Dokumentation, wie lange diese Fremdkörper schon in unseren Patienten sind (z. B. nach Transferierung eines Patienten von einer Abteilung in eine andere geht diese essenzielle Information verloren). Das Ergebnis sind Venenentzündungen, Harnblaseninfektionen oder sogar Sepsis („Blutvergiftung").

6. Wenn schon Antibiotika, dann mit Vernunft. Natürlich stellt der Einsatz der Antibiotikatherapie immer noch einen wesentlichen Bestandteil unserer Infektionsprophylaxe in der Chirurgie dar. Aber dann richtig! Allgemein akzeptiert und auch logisch erscheint der Beginn einer Prophylaxe bereits vor dem ersten Hautschnitt, sodass ein wirksamer Substanzspiegel bereits zu diesem Zeitpunkt besteht, wenn der erste Erregereintritt sich ereignen könnte. Viel weniger etabliert (obwohl auch hier wieder simpel und logisch) ist aber die Tatsache, dass eine längere Operation (über 3–4 Stunden) gegenüber einem kürzeren Eingriff eine Wiederholung dieser Antibiotikagabe benötigt. Des Weiteren brauchen größere (oder weniger charmant: dickere) Patienten natürlich eine entsprechende Anpassung der Dosis an ihre Körperoberfläche.

Was sich bei allen Gesprächen mit Ärzten und in den Ausführungen von Christina Peters und Harald Rosen immer wieder zeigt, ist die zentrale Rolle, die eine perfekte Handhygiene auch im medizinischen Bereich spielt (siehe dazu auf der rechten Seite Hinweise der Medizinischen Universität Wien).

„Händedesinfektion ist nicht nur eine Frage des Wissens, sondern auch eine Frage des Gewissens und der Selbstdisziplin"!

C. Peters

Beobachten Sie daher genau, wie man in Ihrer Arztpraxis, bei Ihrem Zahnarzt bzw. bei einem Spitalsaufenthalt Maßnahmen setzt, damit Sie sich entspannen können und nicht mit einer ängstlichen Grundhaltung diese Orte betreten bzw. verlassen.

Auch hat es in den letzten Jahren nicht geschadet, bei der einen oder anderen Unsicherheit einfach nachzufragen – gute Ärzte schätzen aufgeklärte Patienten, die nicht hysterisch, sondern informiert reagieren.

Hygienische Händedesinfektion

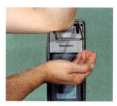

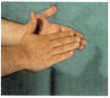

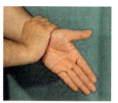

1. Eine Portion alkoholisches Händedesinfektionsmittel (3 ml = 1 Hohlhand) aus dem Spender entnehmen.

2. Handflächen gegeneinander reiben.

3. Handgelenke umschließen, mit drehenden Bewegungen verreiben.

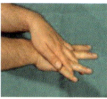

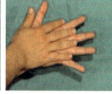

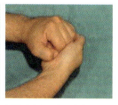

4. Mit rechter Handinnenfläche linken Handrücken und mit linker Handinnenfläche rechten Handrücken reiben, dabei Finger ineinander verschränken.

5. Mit ineinander verschränkten Fingern Handinnenflächen gegeneinander reiben.

6. Hände ineinander verhaken und Finger gegeneinander bewegen.

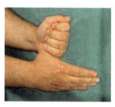

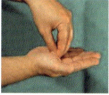

Die Gesamtdauer einer hygienischen Händedesinfektion beträgt mind. 30 sec.!

7. Daumen mit gegenüberliegender Hand vollständig umschließen und rotierend reiben. Daumenkuppe nicht vergessen!

8. Fingerkuppen im Handteller kreisförmig reiben.

KINDER, SCHMUTZ & ALLERGIEN?

Gerade der Bereich Hygiene hat in Bezug auf unsere Kleinsten mehrere Dimensionen. Einmal geht es darum, sinnvolle Hygienemaßnahmen zu setzen, und zum anderen aber auch darum, unseren Zwergen Hygiene beizubringen.

Wenn sie einmal verstanden haben, dass man sich „vor dem Essen und nach dem WC die Hände wäscht ... und auch richtig wäscht!", dann ist schon viel gewonnen.

Nachdem ich vier Kinder in dieser Richtung miterziehen durfte, weiß ich aus eigener Erfahrung um die Kraft, die man als Eltern braucht, um diese Einstellung bei unseren Kids zu erzielen.

Und der Bereich „Kinder & Dreck" vor dem Hintergrund des Ansteigens der Allergien ist ein sehr zentraler, wenn es um das Training des Immunsystems für unsere Kleinsten geht. Stadtkinder leiden 15-mal mehr an Allergien als Landkinder – müssen wir daher wieder zu unseren ländlichen Wurzeln zurück?

Eine gesunde Hygiene macht Sinn – und in vielen Bereichen hilft uns dabei heute eine professionelle Industrie, aber leider nicht in allem, oft wird auch über das Ziel hinausgeschossen. Manchmal kann hier ein Zuviel an Hygiene kontraproduktiv sein.

Also bringen wir unseren Kids einen vernünftigen und praktiklablen Umgang mit Hygiene bei, aber Vorsicht: Waschen Sie den Lieblingsteddy Ihrer Kleinsten ja nicht ohne Erlaubnis.

Sehr originell habe ich die Aussage von Harald Rosen zum Thema „Kinder & Dreck" gefunden:

„Wir haben alle als Kinder eine halbe Sandkiste aufgefressen und es hat uns nicht geschadet. Im Gegenteil!"

Gerade das übermäßige Reinigen, vor allem das vorsorgliche Desinfizieren ganzer Flächen in einer Wohnung, ist der falsche Weg, um unsere Kids vor Viren, Bakterien & Co. zu schützen.

Gerade bei Kids geht es um das

„... Spannungsfeld Sterilität und das Gegenteil, denn natürlich sind Kinder bestimmten Erkrankungen gegenüber weit sensibler und gefährdeter, als dies bei uns Erwachsenen der Fall ist. Ein klassisches Beispiel sind dafür Salmonellen, die wir in Eiern, Hühnern und vor allem in einem alten Erdäpfelsalat vorfinden. Der Zucker im Essig ist eine ideale Brutstätte für Salmonellen.

Sollte daher ein Kind an Salmonellen erkranken, kann es durch den intensiven Durchfall sehr rasch dehydrieren und mit einer solchen Infektion ist nicht zu spaßen!"

C. Peters

Eigentlich alle von mir befragten Ärzte, Hygieniker waren der Überzeugung, dass ein Zuviel der hygienischen Maßnahmen für das Ansteigen von Allergien – speziell im städtischen Bereich – verantwortlich ist. Auch ein Immunsystem muss sich entwickeln, es muss trainiert werden, kleinere und größere Infektionen überwinden, um sich stärker auszubilden.

Allerdings sollte man bspw. bei einer Sandkiste auch sicher sein, dass diese nicht von herumstreunenden Tieren wie z. B. Katzen als Klo verwendet wird. Dann besteht nämlich plötzlich sehr wohl eine Infektionsgefahr, die über die üblichen leichten Infektionen, die man sich in einer Sandkiste zuziehen kann, schnell hinausgehen kann.

Im privaten Bereich haben sich daher Sandkisten mit einem Deckel als einfachen Schutz besonders bewährt.

Ansonsten führen Regen, Austrocknung, Sonneneinstrahlung zu einer natürlichen Reinigung und Keimreduktion und die Sandkiste kann so weiterhin einer der spannenden Entdeckungsorte für unsere Kids bleiben.

Sollten Sie im Garten oder auf Ihrer Terrasse ein kleines Planschbecken aufgestellt haben, so empfiehlt sich, dieses nicht hoch zu füllen, es täglich zu entleeren und zu reinigen. Sollte ein „kleines Unglück" in diesem Planschbecken passiert sein, dann sollte dieser Vorgang umgehend durchgeführt werden. Ansonsten kann sich so ein Becken, das in der Regel auch schwer abgedeckt werden kann, sehr rasch zu einer kleinen Brutstätte entwickeln.

Für alle anderen, einfachen Erreger besteht aber für ein normales kindliches Immunsystem keine Gefahr.

Jenni Zwick zitiert auf ihrer Homepage das Deutsche Grüne Kreuz (DGK): „… dass eine Desinfektion im Haushalt vergleichbar mit dem Einsatz von Insektiziden, Pestiziden und Fungiziden in der Landwirtschaft sei."

„Desinfektionsmittel vernichten die für unser Leben nützlichen Bakterien und können damit das menschliche Immunsystem schwächen, da es ohne Bakterien nicht ausreichend stimuliert wird, so das DGK."

Deutsches Grünes Kreuz, zitiert nach J. Zwick, So viel Dreck braucht ein Kind, t-online.de 3. 1. 2011

Und ein weiteres, sehr ernstes Problem stellt darüber hinaus die Aufnahme von Stoffen aus den Desinfektionsmitteln dar, wie bspw. „… Natriumhypochlorit, einer Substanz, die in vielen Reinigern zu finden ist und die Chlor freisetzt. Das wiederum kann Haut und Schleimhäute reizen. Gerade für Kleinkinder, die die meiste Zeit auf dem Boden sitzen und gerne an allem Möglichen herumlutschen, können diese Stoffe gefährlich werden." (J. Zwick)

Eine Aussage, die Christina Peters medizinisch wie folgt untermauert: „So wie unsere Haut von einer Tapete von harmlosen, guten Keimen überzogen ist, finden wir auch in den eigenen vier Wänden eine bestimmte Keimeinheit vor, die uns vor gefährlicheren Formen schützt.

Wenn wir bspw. komplizierte Eingriffe bei unseren kleinen Patienten im St. Anna Kinderspital vornehmen und wir – das medizinische Personal – diese in der Folge mit Mund-, Handschutz und einer Spezialbekleidung betreuen, so kann sich die Mutter des Kindes weiterhin ohne Schutzbekleidung mit und bei ihrem Kind bewegen, weil Mutter und Kind sozusagen eine ‚Keimeinheit' bilden!"

Natürlich gibt es für eine erfahrene Kinderspitalsärztin wie Christina Peters eine Reihe von „Unterschieden" zu einem Spital, in dem Erwachsene behandelt werden:

„Wir haben es in einem Kinderspital
- ➤ mit einem altersabhängigen Hygiene-Verhalten der Kinder (Harn- und Stuhlinkontinenz etc.),
- ➤ mit einem nahen physischen Kontakt beim Spielen mit Mitpatienten bzw. bei der Betreuung durch das Personal sowie
- ➤ mit Besuchen durch Geschwister und Angehörige, die (bewusst oder unbewusst) an Infektionskrankheiten leiden,

zu tun. All das sind Quellen für eine nosokomiale Übertragung."

Interessant in diesem Zusammenhang ist auch eine Studie, die vom bayerischen Umweltministerium durchgeführt wurde und in der „1.200 Kinder zwischen sechs und zwölf Jahren untersucht wurden. Dabei stellte sich heraus, dass Stadtkinder 15-mal häufiger an Allergien leiden als ihre Altersgenossen, die auf Bauernhöfen aufwachsen. Je intensiver dabei der Stallaufenthalt war, desto ausgeprägter war der Schutz vor Asthma und Allergien." (J. Zwick) Zum gleichen Ergebnis kamen auch Studien aus anderen Ländern.

„Hohe Keimkonzentrationen, wie es sie im Stall gibt, scheinen besonders gut vor Allergien zu schützen. Der englische Bio-Wissenschaftler Matt Ridley gab dafür eine einleuchtende Erklärung: ‚In der Steinzeit hatte das Immunsystem reichlich zu tun: Spulwürmer, Bandwürmer, Hakenwürmer und Leberegel mussten bekämpft werden. Die Abwehrzellen hatten keine Zeit, sich um Katzenhaare oder Milben zu kümmern. Heute langweilen sie sich oft. Und deshalb treibt das Immun-

system Unfug und fährt schwere Geschütze
gegen harmlose Dinge wie Katzenhaare auf.'"

J. Zwick, t-online.de

„Unsere körpereigene Abwehr in Form von
Lymphozyten ist lernfähig. Sie erkennen von
klein auf, was körpereigen und was fremd und
damit zu bekämpfen ist!"

C. Peters

Andererseits brauchen Kinder natürlich Hygiene, eine Anleitung, wie man mit Schmutz auf uns, unserer Kleidung, unseren Händen etc. umgeht.

Dafür hat eine Reihe von bekannten Institutionen durchaus spaßige und praktikable Tipps für unsere Kleinen auf Lager:

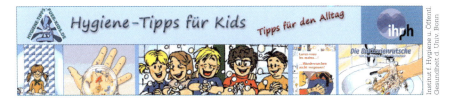

Auch im Spitalsbereich versucht man heute, wie das Beispiel des Instituts für Hygiene und Öffentliche Gesundheit der Universität Bonn zeigt, in einer spielerisch-ernsten Form mit dem Thema „Hygiene" umzugehen.

Alle großen Institutionen und eine Vielzahl von öffentlichen und privaten Einrichtungen geben heute sehr präzise und auch durchaus kidsgerechte Unterlagen, wie unsere Kinder zu einer Hygiene im täglichen Leben angehalten werden können.

Im Folgenden ein Auszug aus dem Hygieneplan für österreichische Schulen, der dazu beitragen soll, das richtige Maß zwischen klinischer Sauberkeit und „g'sundem Dreck" im Schulalltag zu finden.

121

34

Richtlinien für hygienisch richtiges Verhalten im Schulbereich

(in Anlehnung an das Merkblatt 2 des Bundesministeriums für Unterricht, Kunst und Sport, Abt. III/12)

- Die Schüler/innen sind zur Reinlichkeit zu erziehen und darüber aufzuklären, dass man Gegenstände, die ein anderes Kind in der Hand oder im Mund gehabt hat, nicht in den Mund nehmen soll.

- Die Schüler/innen sind anzuhalten, Toilettenanlagen in sauberem Zustand zu hinterlassen und nach dem Besuch der Toilette die Hände zu waschen.

- Eine gemeinsame Benützung von Trinkgefäßen und Besteck durch mehrere Kinder ist zu vermeiden.

- Hautwunden sind allenfalls zu desinfizieren, durch Pflaster oder Verband abzudecken; dabei sollen zur Vermeidung von Blut-Haut-Kontakt Einmalhandschuhe getragen werden.

- Verspritztes Blut (z.B. bei Nasenbluten) ist - wenn die Reinigung vom Blutenden nicht selbst vorgenommen werden kann – unter Verwendung von Einmaltüchern (z.B. Zellstoff, Papiertaschentücher) und geeigneten* (wegen der schnellen Wirkung vorzugsweise alkoholischen) Desinfektionsmitteln zu entfernen. Dabei sind Einmalhandschuhe zu tragen. Diese Verbrauchsgüter sind nach Verwendung in einem verschlossenen Plastiksack zu entsorgen. Schulärztin/Schularzt verständigen!

* geprüft und in der Expertenliste der Österr. Gesellschaft für Hygiene, Mikrobiologie und Präventivmedizin (ÖGHMP) angeführt

Quelle: Institut für angewandte Hygiene, Graz (www.bmukk.gv.at/medienpool/12821/hygieneplan_schulen.pdf)

Auch in Kindergärten, wo es natürlich laufend zu einem innigen Kontakt zwischen den Kindern und den Betreuern kommt, sollte darauf geachtet werden, dass unsere Kleinen lernen, ein Papiertaschentuch sofort im Mülleimer zu entsorgen, in die Armbeuge zu husten, und Sie sollten auch checken, dass die Kids jeden Tag – unabhängig von der Witterung – im Freien spielen. Beim Aufenthalt im Freien wird das Immunsystem trainiert und gleichzeitig ist die Ansteckungsgefahr deutlich niedriger als in den Räumen des Kindergartens – die im Übrigen in der Abwesenheit der Kids gut gelüftet werden können.

Wenig sinnvoll sind aber bspw. hygienische Vorschriften des „Gesundheitsamtes – MA 15 – Gesundheitsdienst der Stadt Wien" in Österreich, nach denen z. B. jedes Kind einen „eigenen Kopfpolster" haben muss, der auch in einem separaten Spind zu verstauen ist.

Wenn man beobachtet, wie intensiv die Zwerge beim Spielen ihre Köpfe zusammenstecken, weiß man genau, dass die Ansteckung mit Kopfläusen durch eine solche Maßnahme nicht verhindert werden kann, sondern diese „Polsterverordnung" nur einen unnötigen bürokratischen Aufwand darstellt.

Apropos Kindergarten: Wie ich im Rahmen meiner Recherchen feststellen konnte, wird teilweise die verwendete Wäsche in den Kindergärten nicht nach einem „thermochemischen Standard" gewaschen. Auch hier gibt es noch Ausschreibungen, bei denen die Qualität der Reinigung kein Thema ist, obwohl gerade dieser Aspekt zur Unterbrechung der Ansteckungsgefahr wichtig wäre. Also stellen Sie im Sinne Ihrer Kids durchaus auch diese Frage. Nicht nur die Frage der Zubereitung des Essens, sondern insbesondere die professionelle Reinigung der vorhandenen und verwendeten Textilien ist ein wesentlicher Aspekt in der Gesamthygiene eines Kindergartens.

Wichtig – und auf diesen Aspekt muss ich immer wieder verweisen – ist es,

„… den Forschungsdrang eines Kindes aus Hygienegründen nicht einzuschränken. Die Vorteile dieses Forschungsdranges sind für das Kind ungleich größer als die Möglichkeit einer Ansteckung. Natürlich gibt es Grenzen: Mülleimer, Toilette usw. sind sicher nicht die richtigen Orte für Experimente"!

ZBFS, das Zentrum Bayern für Familie und Soziales,
Bayerisches Landesjugendamt

Diese Organisation stellt mit „Welcher Schmutz macht mein Kind krank?" die zentrale Frage und es gibt dazu klare, einfache Antworten:

„Haustiere: Die oft innige Nähe zwischen Kind und Tier muss nicht durch unnötige Sauberkeitsvorschriften getrübt werden. Haustiere können aber Krankheiten übertragen. Schmusen bedeutet nicht, sich gegenseitig abzulecken. Der Esstisch ist kein geeigneter Platz für ein Tier. Das Katzenklo, das mit seinen Körnchen zum Spielen verlockt, ist für das Kind tabu.

Alte Papiertaschentücher sind ‚Bakterienschleudern', die sofort in den Müll gehören. Die Kindergartentasche sollte sowieso regelmäßig durchgesehen werden, ob sich Speisereste oder Taschentücher darin befinden."

„Ebenso kann es nicht schaden, das eine oder andere Spielzeug auch mal sauber zu machen bzw. zu reinigen. Nur: Der abgelutschte Teddy ist ja gerade wegen seines Geruchs heiß geliebt. Fragen Sie Ihr Kind also, bevor diese Dinge in der Waschmaschine landen."

ZBFS

Spannend ist auch der gesamte Bereich der Körperhygiene. Während das Baden ein Baby in der Regel entspannt und es das warme Wasser genießt, haben die meisten, vor allem männlichen, Kids ein sehr ambivalentes Verhältnis zur Dusche. Hier genügt ein zweimaliges Duschen pro Woche, wobei auf die Sauberkeit von Gesicht und vor allem der Hände laufend geachtet werden sollte.

Apropos „Babys" – einer der wichtigsten Faktoren zur Entwicklung eines Immunsystems ist für Neugeborene das Stillen. Eine auch für Christina Peters „zentrale Dimension für den grundsätzlichen Aufbau des kindlichen Immunsystems"!

Und einmal mehr verweist C. Peters auch bei den Kids auf die „wichtigste Hygienemaßnahme – das korrekte Waschen der Hände"!

Die Bundeszentrale für gesundheitliche Aufklärung (BZgA) hat dafür eine wunderbare Grafik vorbereitet, die man sich downloaden und auf die Fliesen des Badezimmers kleben sollte, da diese das Händewaschen für Kinder einfach und klar erklärt:

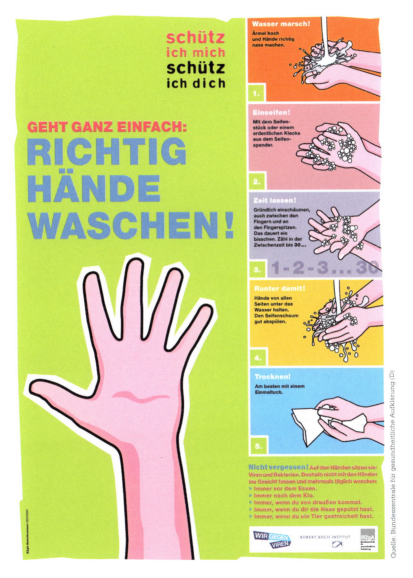

Neben der laufenden „Handhygiene" für unsere Kleinsten sollten wir ihnen aber relativ früh die Bedeutung und Wichtigkeit von „sauberen Nahrungsmitteln" erklären bzw. auch, wie man diese zubereitet, worauf bereits bei Einkauf, Transport, Lagerung und Zubereitung zu achten ist und dass verdorbene Lebensmittel besonders gefährlich sind.

Toiletten-Tipps für Kids

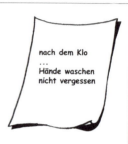

nach dem Klo
...
Hände waschen
nicht vergessen

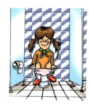 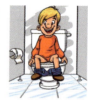

- » Auch für Jungs gilt: Im Sitzen statt im Stehen!
- » Auf richtigen Sitz auf der Toilettenbrille achten, nicht auf dem Rand sitzen
- » Mädchen: in der „Skifahrerhocke" auf der Toilette sitzen
- » Toilettenpapierhalter so anbringen, dass er leicht erreichbar ist und möglichst nur mit einer Hand berührt werden muss
- » Mädchen: grundsätzlich von vorne nach hinten abwischen
- » Dreilagiges Toilettenpapier verwenden, damit die Finger nicht verschmutzt werden
- » Toilettenpapier in die Toilette werfen
- » Feuchttücher nur im Ausnahmefall verwenden, da Kontaminations- und Allergierisiken nicht auszuschließen sind
- » Spülung erst nach dem Schließen des Deckels und vor dem Händewaschen betätigen
- » Hände waschen und abtrocknen

Quelle: Institut für Hygiene und Öffentliche Gesundheit der Universität Bonn, 2007, PD Dr. med. Arne Simon, Universitätskinderklinik. Dr. med. Bernd Hengesbach, Facharzt für Hygiene. Illustrationen: Frank Robyn-Fuhrmeister.

Genauso wie Geschirrtücher, wie ich erst unlängst bei unserem 13-jährigen Sohn beobachten durfte, nicht dazu da sind, sich die Füße abzuwischen, wenn man auf dem Küchenboden etwas Fruchtsaft verschüttet hat.

Spannend auch die Hygiene unserer Kids auf der Toilette. Auch dafür habe ich eine wunderbare und vollständige, selbstverständlich bebilderte Anleitung des Instituts für Hygiene und Öffentliche Gesundheit der Universität Bonn gefunden (siehe Bild linke Seite).

Speziell die letzten beiden Punkte sollten in das Standard-Repertoire jedes Haushaltes übernommen werden, da sie ganz einfach uns alle betreffen.

Wenn Sie Ihr Kind vor Allergien schützen wollen, dann gibt uns das Londoner „Institute of Biology" folgende Ratschläge für unsere Kids.

➤ Das Kind hat mehrere Geschwister, vorzugsweise Brüder (denn diese sind schmutziger – Hinweis des Autors!)
➤ Hände und Gesicht werden eher selten gewaschen
➤ Das Kind macht Darminfektionen durch
➤ Es lebt auf einem Bauernhof mit Tieren
➤ Es gibt einen Hund im direkten Umfeld
➤ Der Staub in der Wohnung ist nicht keimfrei

Ansonsten empfiehlt das deutsche Bundesministerium für Familie, Senioren, Frauen und Jugend neun einfache und klare Verhaltensweisen zur Hygiene mit und für Kinder:

1. Zähne putzen ab dem ersten Zahn möglichst mindestens zweimal täglich, morgens nach dem Frühstück und abends vor dem Schlafengehen. Besser ist dreimal täglich oder nach jedem Essen.
2. Gesicht waschen: morgens und abends mit klarem, warmen Wasser.

3. Hände waschen: morgens und abends, vor dem Essen, nach der Toilette, nach dem Spielen draußen, nach dem Einkaufen und nach dem Kindergarten/Schule mit Wasser und Seife.

4. Körper und Haare: Duschen oder Baden reicht in der Regel ein- bis zweimal in der Woche, zusätzlich wenn Kinder stark durchgeschwitzt sind oder ausgiebig draußen gespielt haben.

5. Po sauber machen: Kinder brauchen eine Anleitung, dass Po und Scheide des Mädchens immer von vorne nach hinten ausgewischt werden. So können keine Afterbakterien in die Scheide gelangen, die zu einer Blasenentzündung führen können.

6. Finger- und Fußnägel regelmäßig vorsichtig kürzen und reinigen.

7. Ohren säubern: Mit einem feuchten Mullwaschlappen wird nur die Ohrmuschel gesäubert. Wattestäbchen haben in der Ohrenpflege nichts zu suchen. Damit wird Ohrenschmalz nur tiefer in den Gehörgang geschoben und kann das Ohr verletzen.

8. Eincremen: Wenn die Haut des Kindes sehr trocken und schuppig ist und bei besonders kalten Temperaturen ist das Eincremen sinnvoll. Wenn die Haut auch ohne Eincremen glatt und rosig ist, kann auf das Eincremen verzichtet werden.

9. Zu viel Hygiene: Das richtige Maß ist wichtig. Übertriebene Hygiene macht Kinder und die Kinderhaut empfindlich und kann sogar krank machen.

Diesen einfachen neun Punkten ist eigentlich nichts hinzuzufügen! Also weiterhin viel Spaß und vor allem Ausdauer, wenn es um die Hygiene bei unseren Kleinsten geht.

DIE 12 GEBOTE DER PER- SÖNLICHEN HYGIENE

Alle hygienischen Aspekte, die wir in diesem Buch behandelt haben, zielen im Prinzip auf eine Erhaltung bzw. Sicherung unserer Gesundheit.

Dabei ist es laut dem Hygiene-Experten Arno Sorger gerade die Hygiene, die er als „aktive Sicherheit" bezeichnet, um eine medizinische Hilfe gar nicht oder eben nur sehr selten in Anspruch zu nehmen:

PASSIVE SICHERHEIT → MEDIZINISCHE HILFE = THERAPIE

AKTIVE SICHERHEIT → HYGIENE

Im Bereich der „passiven Sicherheit" sprechen wir von
➤ Medikamenten – z. B. den zitierten Antibiotika
➤ Heilbädern, Trinkkuren
➤ physikalischen Therapien
➤ Operationen

Im Bereich der „aktiven Sicherheit" sprechen wir von
➤ der richtigen Ernährung
➤ dem richtigen Verhalten
➤ Vermeidung von Infektionen
➤ Stärkung der körpereigenen Abwehrkräfte

Da wir unsere steigende Lebenserwartung wohl kaum nach unten revidieren werden, liegt es an uns, jene Zeitspanne, in der wir uns einer hohen Vitalität erfreuen können, möglichst optimal – und das bedeutet „hygienisch" – zu gestalten.

Wir werden nicht allen unseren Kids ein Leben auf dem Bauernhof ermöglichen können, um ihre Abwehrkräfte zu stärken, ihrem Immunsystem die Chance zu geben, im Stall zu lernen und aus den kleinen Infektionen und Durchfallerkrankungen einen dauerhaft stabileren Immunhaushalt zu sichern.

Spannend auch das „Wurm-Experiment" des japanischen Arztes Hiromi-chan, zu dem der deutsche Kinderarzt Thomas Rautenstrauch auf seiner Homepage die „Süddeutsche Zeitung" zitiert:

Das eineinhalb-Meter-Medikament

Hiromi-chan * Cestodes * Bandwürmer
Professor Koichiro Fujita liebt seinen Bandwurm: „Bandwürmer sind gut für die Gesundheit!" Mit dem Wurm im Bauch verschwinden Allergien wie Heuschnupfen, Neurodermitis und Asthma: Der Wurm enthalte biologische Substanzen, die für die Unterdrückung allergischer Reaktionen verantwortlich sind.

An der Entwicklung eines Medikamentes aus dem Wurmmaterial arbeitet er.

Feldstudien in Indonesien haben gelehrt, dass die Kinder in schmutzigen Flüssen badeten und in unhygienischer Umgebung lebten. Jedoch hatte keines Hauterkrankungen, während in Japan fast die Hälfte aller Kinder an allergischen Symptomen litten. Die indonesischen Kinder hatten in einem hohen Prozentsatz Bandwürmer. Die japanischen Kinder haben durch verbesserte Hygiene und durch das Vermeiden von mit Exkrementen gedüngten Feldern immer weniger Wurmbefall, aber immer häufiger Allergien wie Neurodermitis und Asthma.

Übrigens wurde bei der Opernsängerin Maria Callas ein Bandwurm therapeutisch eingesetzt. Anscheinend magerte die Diva von stolzen 105 kg auf 55 kg ab.

In Medizinerkreisen wird diese Theorie nicht sehr favorisiert (ist aber für das vorher Gesagte eher eine Bestätigung), auch die Allergie-Experten ignorieren den japanischen Professor. Er weiß auch warum: „Die Ärzte sind allergisch gegen Würmer!"

Süddeutsche Zeitung, 18./19. März 2000

Wir werden daher auch nicht weltweit auf das japanische System zurückgreifen, indem Kindern bewusst Würmer verabreicht werden, um ein stabiles Immunsystem zu trainieren, aber etwas mehr gesunder Schmutz würde unseren Kleinsten, speziell in der Stadt, nicht schaden.

Andererseits ist nicht jede Sandkiste der perfekte Ort, denn es liegt an der Lage, der Art der Verschmutzung, ob eine Sandkiste ein „Immunsystem-Trainingslager" ist.

Auch liegt es an unserer Sorgfalt, mit der wir Lebensmittel einkaufen, transportieren, lagern und damit in unseren eigenen vier Wänden hantieren, ob und wie wir uns gefährden.

Wie wir Reisen in exotische Länder planen, uns mit den Ländern, ihren Ess- und sonstigen kulturellen Gewohnheiten vorausschauend auseinandersetzen, damit wir nicht erkranken, weil wir nicht nur die Eiswürfel in der eigenartigen Bar abgelehnt haben und nicht jede lokale exotische Spezialität probiert haben, nur um Mut zu beweisen, der sehr rasch in Übermut einer schweren Infektion übergehen kann.

Indem wir auch in Restaurants und Gasthäusern darauf achten, dass kein „Servietten-Origami", sondern eine hygienische Stoffserviette serviert und angeboten wird.

Dann wird Ihnen der heimische Fisch auch sicherlich besser schmecken als die Antibiotika-Shrimps aus Fernost.

Gerade die Massentierhaltung mit dem laufenden Einsatz an Breitband-Antibiotika trägt zur Resistenzbildung bei, vor der schon Fleming, der Erfinder des Penicillins, gewarnt hat.

Auch in den Hotels sollten Sie auf Gütesiegel achten, die Ihnen eine perfekte Hygiene im Bereich der Badezimmer- und Bettwäsche signalisieren, denn es geht immer wieder darum, Infektionsketten zu unterbrechen, um in einer globalisierten Welt keine Epidemien oder Pandemien entstehen zu lassen.

Und lassen Sie sich impfen! Gerade die Impfmüdigkeit in Verbindung mit unseren offenen Grenzen gibt Krankheiten, die wir speziell in Deutschland und Österreich eigentlich schon vergessen haben, eine Chance auf eine rasche Verbreitung. Denn jeder geimpfte Mitbürger ist „ein Überträger weniger"(!) und so profitieren heute die militanten Impfgegner genau von denen, die sich impfen lassen.

Die Klimaerwärmung mit Stechmücken, die als Überträger vieler Viruserkrankungen infrage kommen, ist ebenfalls kritisch zu beobachten.

Ein bewusstes Beachten unserer Umgebung und eine erhöhte Achtsamkeit sind so die besten Wegbegleiter, um einen höheren Hygienestandard nicht nur zu erzielen, sondern vor allem auch zu erhalten.

Und dazu zählen insbesondere die nachstehenden zwölf Regeln, die es Ihnen leichter machen sollen, das komplexe Feld der Hygiene zu Ihrer persönlichen Routine zu machen:

1. Wir müssen das richtige Händewaschen lernen

Die perfekte Handhygiene – das richtige Händewaschen ist DIE zentrale Hygienemaßnahme.

Allerdings hat das normale Händewaschen, wie wir es normalerweise praktizieren – schnell anfeuchten, einseifen, kurz die Handflächen gegeneinander reiben und abspülen – damit nichts zu tun, denn das Gros der Bakterien siedelt sich zwischen den Fingern an.

Der perfekten Handhygiene – für das medizinische Personal und für den normalen Alltag – hat sogar die WHO (World Health Organization) die nachstehende Grafik gewidmet, die wir schon unseren Kids lernen sollten.

Und ein einminütiges Händewaschen reduziert die Keimkonzentration gegenüber einem 15-Sekunden-Schnelldurchgang bereits um den Faktor „3"!

Das richtige Händewaschen sollte eine laufende Routinetätigkeit wie das Zähneputzen werden. Diese Maßnahme allein reduziert eine mögliche Ansteckung wesentlich.

Eigentlich kann man sich gar nicht oft genug die Hände waschen, speziell wenn man das persönliche Umfeld, die eigene Wohnung betritt, in der man ein biologisches Gleichgewicht vorfindet, auf das sich unser Körper eingestellt hat – auch um dieses nicht zu gefährden.

Clean hands protect against infection

Protect yourself

- Clean your hands regularly.
- Wash your hands with soap and water, and dry them thoroughly.
- Use alcohol-based handrub if you don't have immediate access to soap and water.

How do I wash my hands properly?

Washing your hands properly takes about as long as singing "Happy Birthday" twice,

using the images below.

Wet hands with water

apply enough soap to cover all hand surfaces.

Rub hands palm to palm

right palm over left dorsum with interlaced fingers and vice versa

palm to palm with fingers interlaced

backs of fingers to opposing palms with fingers interlocked

rotational rubbing of left thumb clasped in right palm and vice versa

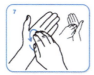

rotational rubbing, backwards and forwards with clasped fingers of right hand in left palm and vice versa.

Rinse hands with water

dry thoroughly with a single use towel

use towel to turn off faucet

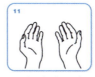

...and your hands are safe.

Quelle: WHO

2. Wie bleiben Lebensmittel wirkliche „Lebens-Mittel"?

Mehr Sorgfalt im Handling unserer Lebensmittel vermeidet eine Vielzahl von möglichen Infektionen.

Es beginnt mit der gezielten Auswahl Ihrer Lebensmittel und dem bewussten Transport, der Kühlung und Verarbeitung.

Speziell bei rohem Fisch, Fleisch, Huhn in Verbindung mit Gemüse in der Küche sollten wir, um eine Kreuzkontamination zu verhindern, mit größtmöglicher Sauberkeit arbeiten.

Für jedes dieser Lebensmittel ein eigenes Schneidbrett und Messer verwenden oder diese sehr gut vor jeder Verwendung, Benützung reinigen, sollte der normale Standard sein.

3. Es ist der Kühlschrank und nicht die Klobrille

Einer jener Orte mit einer sehr hohen Keimbelastung ist der Kühlschrank und nicht – wie irrtümlich angenommen – die Klobrille.

Einer unserer größten Irrglauben ist es, den Kühlschrank als ein Gerät zur völligen Reduktion von Keimen in unserer Nahrung zu sehen. Ein Kühlschrank desinfiziert jedoch nicht, sondern er reduziert nur die Keimbildung durch die niedrigen Temperaturen.

Speziell die Kühlschranktür ist ein selten bis kaum gereinigter Ort und laut Experten einer jener Orte in der Küche, die am stärksten mit Bakterien belastet sind.

Den Kühlschrank zumindest einmal pro Monat komplett auszuräumen und zu reinigen, ist eine weitere zentrale Hygienemaßnahme in den eigenen vier Wänden – zu unserem Schutz und unserer Sicherheit.

Damit Sie mit der gleichen Sicherheit Ihren Kühlschrank wie Ihre Klobrille benützen können.

4. Der Geschirrspüler ist kein Mülleimer

Geschirr nicht mit größeren Mengen an Essensresten in den Geschirrspüler geben, um den Geschirrspüler nicht unnötig mit einer höheren Bakterienkonzentration zu belasten, denn ein Geschirrspüler wird maximal nur einmal am Tag eingeschaltet. In der Zwischenzeit findet ein Bakterien- und Viren-Tango statt.

UND: Da das Gros der Programme mit 45–55 Grad läuft, ist aber dem Geschirrspüler gegenüber der Handwäsche der Vorzug zu geben.

5. Kein Biofilm in der Waschmaschine

Sowohl in der Waschmaschine als auch im Geschirrspüler auf die Bildung eines Biofilmes achten. Da wir laufend mit Kurzprogrammen und niedrigen Temperaturen arbeiten, kann sich ein solcher Film bilden. Gegebenenfalls einen Waschgang mit einem Bleichmittel und höheren Waschtemperaturen durchführen.

6. Keinen Flächenangriff auf Bakterien, Viren & Sporen in der eigenen Wohnung

Desinfektionsmittel nicht laufend in der persönlichen Umgebung flächig einsetzen, da diese die Resistenzbildung erhöhen und die „guten Keime" in der „Keimeinheit", die wir in unseren vier Wänden zu unserem Schutz gebildet haben, zerstören.

7. Buchen Sie eine exotische Reise und einen Tropenarzt

Schon bei der Planung einer exotischen Reise sollten Sie wissen, welcher (Tropen-)Arzt Sie VOR und NACH der Reise betreut.

Während der Reise geht es um ein genaues Beobachten der lokalen Ess- und Reinigungsrituale, um Infektionen vorzubeugen. Entsprechende Impfungen rechtzeitig vor Reiseantritt.

Und Sprays gegen Stechmücken für die Haut und die Bekleidung sollten ins Reisegepäck.

Eine gezielte Untersuchung nach der Rückkehr bei Auftreten von auch kleinen Beschwerden durchführen lassen, ist der Rat der Tropenmediziner Hannes & Peter Traxler.

8. Machen Sie aus Ihrem Kind bewusst einen Schmutzfink

Stadtkinder bitte bewusst einem natürlichen Schmutz aussetzen.

Dazu gehört ein Urlaub auf dem Bauernhof genauso wie das Spielen mit anderen Minis in der Sandkiste oder mit Haustieren.

Versuchen Sie nicht, unsere Kids komplett abzuschotten. Desinfizieren Sie bitte nicht Ihr Umfeld, denn das Immunsystem kann sich nur dann entwickeln, wenn es auch „trainiert" wird.

9. Kein Servietten-Origami

Sollte Ihr Lieblingslokal mit kunstvoll gefalteten Servietten aufwarten, dann machen Sie sich bitte die Mühe und erklären Sie dem Eigentümer die Vorteile einer professionellen Reinigung für seine Tischwäsche nach dem Spitalsstandard zur Unterbrechung einer möglichen Infektionskette. Er erspart sich und seinen Gästen unangenehme Überraschungen und „Nebenwirkungen"!

10. Föhnen Sie Ihre Haare – nicht die Hände!

Wenn Sie in öffentlichen Toiletten die Möglichkeit eines Stoffhandtuchs auf einer Rolle vorfinden, verwenden Sie dieses, ansonsten ein Papierhandtuch oder mitgebrachte Papiertaschentücher, denn die Handföhns sind Bakterien-Schleudern. Sehr oft sind sie falsch montiert, weil sie viel zu nahe zueinander befestigt wurden.

11. Keine Überraschungen in fremden Betten

Nahezu jeder zweite Gast achtet mittlerweile in Hotels auf ein Hygiene-Gütesiegel, speziell wenn es um den persönlichen Bereich der Badezimmer- und Bettwäsche geht.

Ein smarter Zug, denn in der Kürze eines Hotelaufenthalts kann man schwer eine „persönliche Keimeinheit" in diesen Räumen entwickeln.

Sie sollten zu dieser Gruppe gehören, denn damit leisten Sie mit Ihrem Bewusstsein einen wesentlichen Beitrag in der Professionalisierung der hygienischen Reinigung im Hotelbereich und Sie schützen sich so vor unangenehmen Überraschungen.

12. Und nochmals zurück zu Punkt 1: die Hände gründlich und vor allem richtig waschen

Denn: „Schmutz kann man nicht desinfizieren!"
(Christina Peters)

1. Wir müssen das richtige Händewaschen lernen

2. Wie bleiben Lebensmittel wirkliche „Lebens-Mittel"?

3. Es ist der Kühlschrank und nicht die Klobrille

4. Der Geschirrspüler ist kein Mülleimer

5. Kein Biofilm in der Waschmaschine

6. Keinen Flächenangriff auf Bakterien, Viren & Sporen in der eigenen Wohnung

7. Buchen Sie eine exotische Reise und einen Tropenarzt

8. Machen Sie aus Ihrem Kind bewusst einen Schmutzfink

9. Kein Servietten-Origami

10. Föhnen Sie Ihre Haare – nicht die Hände!

11. Keine Überraschungen in fremden Betten

12. Und nochmals zurück zu Punkt 1: die Hände gründlich und vor allem richtig waschen

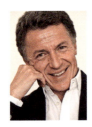

Dr. Manfred F. Berger
Nach dem Studium an der Wirtschaftsuniversität Wien im Marketing-Management tätig und als Gründer und Partner an verschiedenen Unternehmen beteiligt. 2011 Gründung des Institutes Neusicht – ein Think-Tank mit dem Schwergewicht auf ganzheitlichen Positionierungen und Grundlagenstudien. Im Februar 2011 veröffentlichte er das Sachbuch „Vorsicht Vertrauen".

Kontakt: office@berger-m.at

Wolfgang Zajc

Die Ko-Autoren und Impulsgeber

(in alphabetischer Reihenfolge)

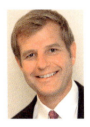

a. o. Univ.-Prof. Dr. Thomas Bernhart

Seit 1992 ist Professor Dr. Thomas Bernhart an der Abteilung für Orale Chirurgie der Universität Wien tätig. Nach seiner Promotion zum Doktor der gesamten Heilkunde an der medizinischen Fakultät 1989 spezialisierte er sich auf dem Gebiet der plastischen Chirurgie am Krankenhaus Am Urban der Universität Berlin.

Seine Lehrtätigkeit umfasst sowohl die studentische als auch die hochkarätige postpromotionelle Fortbildung. Er ist Leiter der Ambulanz der Oralen Chirurgie und im Jahr 2002 hatte er eine Gastprofessur an der UCLA, Los Angeles inne.

Er hat bis jetzt über 70 Artikel in internationalen Journalen veröffentlicht und ist Koautor mehrerer Fachbücher.

Derzeit ist er im Vorstand der Arbeitsgemeinschaft Orale Chirurgie, Medizin und Radiologie, Vizepräsident der Gesellschaft für Orale Implantologie und Gründer der Arbeitsgemeinschaft Fabulare – neue Kommunikation und soziale Netzwerke in der Zahnheilkunde.

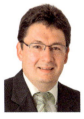

DI Dr. Konrad J. Domig

Geb. 1972, ab 2003 Univ.-Ass. am Institut für Milchforschung und Bakteriologie (BOKU), seit 2004 Univ.-Ass. in der Abteilung Lebensmittelmikrobiologie und -hygiene, Dept. für Lebensmittelwissenschaften und -technologie (BOKU).

Seit 2007 Leiter der Arbeitsgruppe Lebensmittelmikrobiologie und -hygiene am Institut für Lebensmittelwissenschaften, Dept. für Lebensmittelwissenschaften und -technologie (BOKU).

Forschungsaktivitäten: Mikrobiologie und Hygiene von Lebensmitteln, Identität und Sicherheit (Antibiotikaresistenzen) von Milch-

privat, Universität für Bodenkultur Wien

säurebakterien; Analyse komplexer mikrobieller Gemeinschaften. Mitwirkung in mehreren durch die EU bzw. Industrie finanzierten Projekten; über 50 wissenschaftliche Publikationen und Buchbeiträge.

HOHENSTEIN● Hohenstein Institute – textile Kompetenz – weltweit

1946 gegründet und bis heute als Familienunternehmen geführt, gehören die Hohenstein Institute mit insgesamt rund 500 Mitarbeitern am Standort Bönnigheim sowie in weltweit über 40 Kontaktbüros zu den bedeutendsten unabhängigen Forschungs- und Prüfungseinrichtungen im textilen Sektor. Ihre Kernkompetenz bilden einerseits die anwendungsorientierte Forschung und Entwicklung von innovativen Produkten und Verfahren sowie andererseits ein breites Spektrum von Textilprüfungen und Zertifizierungen, auf das zahlreiche Auftraggeber aus Industrie und Handel als bewährte Entscheidungsgrundlage für die Produktentwicklung und -vermarktung zurückgreifen. Durch die interdisziplinäre Zusammenarbeit von Textilingenieuren, Chemikern, Medizinern, Biologen und Physikern sind sie in der Lage, ihren Kunden entlang der gesamten textilen Wertschöpfungskette und damit verzahnten Wirtschaftszweigen im Hinblick auf ihre individuellen Anforderungen einen umfassenden und maßgeschneiderten Komplettservice aus einer Hand zu bieten – von der Beratung über Forschungs- und Prüfaufträge bis hin zu Schulungs- und Weiterbildungsmaßnahmen.

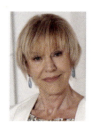

Dr. Helene Karmasin

Geschäftsführende Gesellschafterin von Karmasin Motivforschung GmbH in Wien, Autorin und Vortragende. Sie ist spezialisiert auf qualitative Marktforschung, Untersuchung von Unternehmenskulturen, strategische Markenführung, semiotische Analysen. Wissenschaftliche Schwerpunkte sind: semiotische und kulturanthropologische Analysen von Alltags- und Produkt-

Karmasin Motivforschung

kulturen, medienwissenschaftliche Analysen. Neben zahlreichen Fachartikeln hat sie mehrere Bücher veröffentlicht:

- Helene Karmasin: Wahre Schönheit kommt von außen, Salzburg 2011
- Helene und Matthias Karmasin: Cultural Theory. Anwendungsfelder in Kommunikation, Marketing und Management, 2. Auflage, Wien 2011
- Helene Karmasin: Produkte als Botschaften, 4. aktualisierte und erweiterte Auflage, Heidelberg 2007
- Helene Karmasin: Die geheime Botschaft unserer Speisen. Was Essen über uns aussagt, München 1998

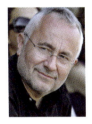

Univ.-Prof. DI Dr. Wolfgang Kneifel

Geb. 1954, seit 1999 Präsident des Vereins österreichischer Lebensmittel- und BiotechnologInnen. 2004 Berufung zum Univ.-Prof. für Lebensmittelqualitätssicherung an das Department für Lebensmittelwissenschaften und -technologie der BOKU Wien, Gastprofessur an der University of Hong Kong für Food Safety and Risk Management.

Seit 2012 Leiter des Christian-Doppler-Forschungslaboratoriums für Innovative Kleie-Bioraffinerie.

Forschungsaktivitäten: Mitwirkung in zahlreichen EU-Projekten, Forschungskooperationen mit der Industrie, über 250 wissenschaftliche Publikationen und Buchbeiträge, z. B. Hrsg. des Fachbuchs „Probiotics and Health Claims" (Wiley-Blackwell, 2011).

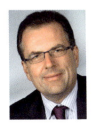

Prim. Dr. Wolfgang Kopsa

Geb. 1964 in Wien, Promotion 1988, Facharzt für Radiologie seit 1999, Leiter der Radiologie im Ambulatorium Döbling seit 2007.

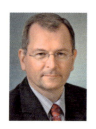

Johannes Mauthe

Geb. 1968, startete seine Karriere 1993 bei der Austria Trend Hotel-Gruppe und baute zahlreiche Hotels erfolgreich auf. Er leitete das Metropol (St. Pölten), Favorita und Parkhotel Schönbrunn, bevor er 2007 das Flaggschiff-Hotel Savoyen eröffnete und erfolgreich als Premium Hotel auf dem Markt etablierte. 2011 übernahm er die Area Wien Mitte, die neben dem Savoyen die Neueröffnungen Park Royal Palace und Doppio sowie seit kurzem das renovierte Parkhotel Schönbrunn umfasst.

Berufliche Erfahrungen sammelte der Hotelprofi zudem in Führungspositionen, wie etwa als stellvertretender Direktor des Hotel Bristol Wien, als Geschäftsführer der Austrotel Hotels sowie als General Manager der Dungl-Betriebe der VAMED in Gars am Kamp.

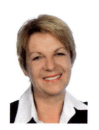

Univ.-Prof. Dr. Christina Peters, MD, PhD

Seit 2010 Professur der Universität Wien, seit 1992 Leiterin der Stammzellen-Transplantation im St. Anna Kinderspital.

Seit 2008 Chair EBMT Paediatric Disease Working Party, seit 2012 Mitglied des EBMT Advisory Board (Delegierte für die Ausbildung), weiters Mitglied in zahlreichen österreichischen und europäischen Organisationen wie bspw. EnprEMA (European Network of Paediatric Research at EMA). Veröffentlichte ca. 50 Publikationen und ist auch Hygiene-Beauftragte des St. Anna Kinderspitals.

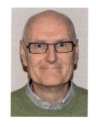

Ing. Franz Pfeifer, Leitung des R&D-Bereichs Henkel Austria

1971–1973 Bunzl & Biach in Pernitz, tätig in der Versuchsanstalt – „Isofloor", der Elefant unter den Teppichböden, war der mit Nadelfilztechnik gefertigte, nicht gewebte oder gewirkte Teppichboden,

Verkehrsbüro Group, Foto Wilke, Henkel CEE

geeignet auch für höchst strapazierfähige Nutzung – „Renner"
der damaligen Objektbereiche. Weitere Projekte im Bereich textile
Isolierung folgten.

Seit 1973 Henkel Austria R&D, zuerst im Bereich Home Care und
dann im Bereich Laundry Care. Auch im damals noch sehr aktiven
„Großverbrauch" – später Ecolab Industriereinigung, -pflege und
Objektwäscherei als R&D tätig.

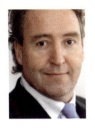

Dr. Andreas Philipp

Geb. 1962, GF von Salesianer Miettex, dem größten österreichischen Anbieter von Miettextilien, studierte Psychologie und finanzierte sein Studium als Profi-Eishockey-Spieler.

Er gründete eine Werbeagentur, die bspw. den
Staatspreis für die Entwicklung der Bio-Marke „ja! Natürlich" erhielt, er war in der Folge der GF von Steyr Mannlicher und verantwortlich für die Bereiche Produktion, Marketing & Sales.

Seit 2008 ist er GF bei Salesianer Miettex und ebenfalls verantwortlich für die Bereiche Produktion, Marketing & Sales. In den
vergangenen Jahren lag sein Fokus in Österreich auf der Übernahme und Integration des größten Mitbewerbers sowie innerhalb
des Unternehmens auf den Themen Hygiene und Nachhaltigkeit.

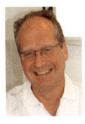

Univ.-Prof. Dr. Harald Rosen

Geb. 1960, verheiratet seit 1994, drei Kinder.
Europäischer Facharzt für Koloproktologie 2007,
Europäischer Facharzt für Allgemeine Chirurgie,
Professor am Dubai Medical College, Dubai, Vereinigte Arabische Emirate.

Über 250 zitierfähige Publikationen, Organisation von zahlreichen
nationalen und internationalen Kongressen, Demonstration neuer
chirurgischer Techniken als „Visiting Professor" in zahlreichen
Kliniken im Ausland (Charité Berlin, Uniklinik Zürich, Uniklinik

Salesianer Miettex, Foto Wilke

Regensburg, Uniklinik Tromsø/Norwegen, Uniklinik Belgrad, Uniklinik Alexandria/Ägypten, Hamad Hospital Doha/Qatar, Dubai Hospital/VAE).

Leiter der Arbeitsgruppe „Magenkarzinom" der ACO 1993, österreichischer Delegierter im Board der European Society of Surgery (ESS) seit 2000, Prüfer für Koloproktologie der UEMS seit 2007, Prüfer für Allgemeinchirurgie der UEMS seit 2010, Vizepräsident des Boards „Allgemeinchirurgie" der UEMS.

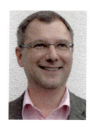

Dr. Arno Sorger

Geb. 1967 in Wien, Studium der Lebensmittel- und Biotechnologie an der Universität für Bodenkultur, Wien. Weiterführende Ausbildungen im Bereich Qualitätsmanagement, Lebensmittelhygiene, Aufbereitung von Medizinprodukten etc., Geschäftsführer und technischer Leiter der W.H.U. GmbH in 5600 St. Johann im Pongau, einer akkreditierten Prüf- und Inspektionsstelle für Wasser, Hygiene und Umweltanalytik. Vorsitzender des Austrian Standards-Komitees K 140 – Wassergüte und -aufbereitung, Mitarbeit in weiteren Komitees und Arbeitsgruppen der Austrian Standards und anderer Fachgesellschaften. Kurse und Seminare zu den Themen Trinkwasser, Badewasser (Ausbildung zum Badewart), Betrieb von Warmwasseranlagen – Legionellenvermeidung, Aufbereitung von Medizinprodukten, Küchenhygiene, Hygiene in medizinischen Einrichtungen, Hygiene in Beherbergungsbetrieben. Mitautor von: Milo Halabi/Regina Sommer/Arno Sorger: Wasserhygiene in Gesundheitseinrichtungen. Austrian Standards plus Publishing, Wien 2012.

privat

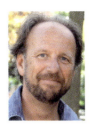

Univ.-Ass. Prof. Dr. med. Hannes Traxler

Ass.-Prof. am Zentrum für Anatomie und Zellbiologie der Medizinischen Universität Wien, Abteilung für systematische Anatomie; betreibt mit seinem Bruder Peter eine Ordination mit Schwerpunkt Tropenmedizin in 1130 Wien.

Geb. 1963 in Wien, Medizinstudium an der Universität Wien, Facharzt für Anatomie, Arzt für Allgemeinmedizin, Diplom für Tropenmedizin und medizinische Parasitologie (Bernhard-Nocht-Institut, Hamburg), Diplom für Umweltmedizin, Diplom für Akupunktur. Teilnahme an zahlreichen wissenschaftlichen Expeditionen am Amazonas mit der Gesellschaft für Tropenmedizin Brasilien, Koordinator des bilateralen Kooperationsabkommens der MedUni Wien und der Universidade Federal do Espírito Santo (UFES), Brasilien.

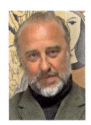

Dr. med. Peter Traxler

Betriebsarzt am Hanusch-Krankenhaus in Wien, Arzt für Allgemeinmedizin, Diplom für Umweltmedizin, 1985 Teilnahme am Postgraduate-Lehrgang am Tropeninstitut Hamburg, Diplom für Tropenmedizin und medizinische Parasitologie am Bernhard-Nocht-Institut in Hamburg. Betreibt mit seinem Bruder Hannes eine Ordination mit dem Schwerpunkt Tropenmedizin in 1130 Wien.

Geb. 1960 in Wien, Medizinstudium in Wien, Teilnahme an medizinischen Expeditionen in Amazonien und Brasilien.

Weiters fungiert er seit 2005 als Chefredakteur der Zeitung MEDMIX.

privat (2)